AF237856

PRÓTESIS DENTAL I: GUÍA DE PRÁCTICAS DE LABORATORIO

Lucía Fernández de Estevan, José Félix Mañes Ferrer,
Gisela Senent Vicente, Luisa Fernández Bravo,
Luis Pérez Beltrán, Ernesto Pérez García,
Eva González Angulo, Eduardo José Selva Otaolaurruchi

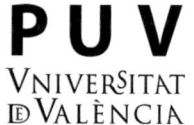

PUV
VNIVERSITAT
ID VALÈNCIA

Colección: Educació. Laboratori de Materials, 95

Este texto ha sido publicado en el marco de los programas desarrollados dentro de la «Convocatoria del Ministerio de Educación y Ciencia para la financiación de la adaptación de las instituciones universitarias al Espacio Europeo de Educación Superior» (septiembre de 2006)

FOTOCOPIAR LIBROS
NO ES LEGAL

Esta publicación no puede ser reproducida, ni total ni parcialmente, ni registrada en, o transmitida por, un sistema de recuperación de información, en ninguna forma ni por ningún medio, ya sea fotomecánico, fotoquímico, electrónico, por fotocopia o por cualquier otro, sin el permiso previo de la editorial. Diríjase a CEDRO (Centro Español de Derechos Reprográficos, www.cedro.org) si necesita fotocopiar o escanear algún fragmento de esta obra.

© Del texto: los/as autores/as, 2024
© De esta edición: Universitat de València, 2024

Publicacions de la Universitat de València
https://puv.uv.es
publicacions@uv.es

Diseño de la cubierta: Celso Hernández de la Figuera

ISBN: 978-84-1118-406-9
Depósito legal: V-2387-2024

Impreso en España

ÍNDICE

PRESENTACIÓN, DISTRIBUCIÓN, MATERIAL

MATERIAL NECESARIO PARA LA REALIZACIÓN DE LAS PRÁCTICAS DE PRÓTESIS I

- Bata blanca o pijama clínico (entero)
- Gorro
- Lienzo de tela blanco para protección de mesa de trabajo
- 3 juegos de espejo, sonda y pinzas
- Pinzas para papel de articular
- Juego variado de cubetas para impresiones de dentado
- Juego variado de cubetas para impresiones de desdentado
- Taza y espátula para batir alginato
- Taza y espátula para batir escayola
- Cuchillo para escayola
- Espátula para batir elastómeros (polisulfuro)
- Espátula formadora de rodetes de cera o rasqueta metálica de pintor ancha
- Espátulas para cera
- Cinta aislante
- Pincel de pelo fino
- Espátula para encerado y modelado (cola de castor)
- Cuchillete X-Acto o similar con hojas variadas
- Tijeras de laboratorio rectas y curvas
- Tijeras de punta fina
- Mechero de alcohol y encendedor
- Formadores de zócalos y *split-cast* de goma con muescas
- Pie de rey
- Regla 15-20 cm (papelería)
- Espejo de cara
- Vasos desechables de papel (no plástico)
- Rotuladores indelebles (2 colores, punta fina)
- Portaminas
- Lápiz tinta
- Lápiz bicolor azul/rojo (o lápices de ambos colores)
- Sacapuntas
- Plano de Fox
- Caja de instrumental rotatorio (Pieza de mano recta y contraángulo)
- Articulador semiajustable Whip-Mix®, DentFlex 10600® o Bio Art 4000®

- Arco facial Whip-Mix® o similar. 2 juegos de pletinas de montaje (metal o plástico)
- Fresas de pieza de mano: caja surtida (H261E.104.023/ H25SGEA.104.060/ H257RE.104.060/ 9641.104.100/ 9644.104.100) o similares
- Ordenador o tablet

OCLUSIÓN

PRÁCTICA 1. IMPRESIONES PRELIMINARES DE ALGINATO. MODELOS DE ESTUDIO. ZOCALADO. REALIZACIÓN DE *SPLIT-CAST* SUPERIOR.

OBJETIVO:

Se realizarán impresiones preliminares de alginato entre compañeros (uno hará de operador y otro de paciente), utilizando cubetas estándar de dentados, con el objeto de obtener unos modelos en escayola, para posteriormente proceder al zocalado de los mismos. Por otro lado, se procederá a la realización del *split-cast* del modelo superior para realizar la comprobación de los registros de relación céntrica.

TRABAJOS A EVALUAR:

- IMPRESIÓN ALGINATO ARCADA DENTADA INFERIOR
- VACIADO Y ZOCALADO IMPRESIÓN ARCADA DENTADA INFERIOR
- IMPRESIÓN ALGINATO ARCADA DENTADA SUPERIOR
- VACIADO Y ZOCALADO IMPRESIÓN ARCADA DENTADA SUPERIOR
- *SPLIT-CAST* MODELO SUPERIOR

MATERIAL NECESARIO:

- Material de protección (guantes, gorro, mascarilla, etc.)
- Cubetas de impresión variadas para dentados (superiores e inferiores)
- Cera tipo *periphery*
- Alginato
- Agua
- Taza y espátula de alginato
- Taza y espátula de escayola
- Escayola dura (tipo III)
- Báscula y probeta de agua
- Formador de zócalos y de *split-cast* (con muescas)
- Cinta aislante o adhesiva
- Separador de escayola o vaselina
- Pincel para aplicar el separador o vaselina

DESARROLLO:

La práctica empezará con el operador debidamente uniformado, pelo recogido y con el empleo de guantes, mascarilla y gorro necesario siempre que se vaya a realizar una actividad clínica sobre paciente.

Se empieza por la arcada inferior y la superior se hace después.

ELECCIÓN DE CUBETA: En primer lugar, se realizará la selección de la cubeta de impresión adecuada al tamaño de la boca del paciente. Para ello, se probará en la boca de manera que abarque toda la arcada, recubriendo todos los dientes de la arcada, sin provocar roces o molestias. Si es necesario, la cubeta puede ser adaptada mediante el uso de cera tipo *periphery*, que se manipula y reblandece simplemente por el calor que desprende los dedos, aplicando la cera a los bordes de la cubeta para extenderla a los límites anatómicos del paciente. La cubeta debe permitir un espesor mínimo de 2-3 mm de alginato en toda la impresión.

PREPARACIÓN DEL MATERIAL DE IMPRESIÓN (ALGINATO): Una vez elegida la cubeta adecuada y adaptada si ha sido necesario, prepararemos el alginato, material de impresión para la toma de registros para modelos de estudio o modelos antagonistas. El material en polvo debe ser agitado dentro de su recipiente para homogeneizar sus componentes antes de usarlo. Para su conservación se recomienda una caja de plástico de cierre estanco. Emplearemos siempre los dosificadores de la marca de alginato que se esté utilizando y, siguiendo las instrucciones del fabricante, incorporaremos en primer lugar el polvo en la taza de mezcla (en la cantidad adecuada, 2 ó 3 medidas según el tamaño de la cubeta) y luego se incorporará el agua en la proporción adecuada. Hay que tener en cuenta siempre los tiempos de manipulación del material, que pueden variar según la marca comercial y por ello respetaremos el que señale el fabricante (batido, manipulación y fraguado).

MEZCLADO DEL MATERIAL Y TOMA DE IMPRESIÓN: Se batirá con energía el material hasta conseguir una mezcla homogénea. Se cargará la cubeta elegida hasta el borde y se lleva a la boca del paciente. La forma normal de incorporación de la cubeta cargada es de detrás adelante, haciendo un movimiento suave hasta que se cubra por completo toda la arcada dentaria. Se realizarán movimientos de funcionalización (maniobras de Herbst) y se esperará al completo fraguado del material. Una vez fraguado se retirará la cubeta de la boca del paciente con un movimiento que no provoque el desgarro ni la deformación del material.

VACIADO DE LAS IMPRESIONES: Una vez la impresión ha sido evaluada por los profesores responsables, deberá ser vaciada con escayola. El vaciado deberá hacerse sin demora para evitar deformaciones por desecación del alginato. En el caso de que se tenga que demorar unos minutos, se envolverá la impresión con una servilleta húmeda y se guardará en un recipiente hermético. En este caso emplearemos escayola tipo III. La escayola se mezclará siguiendo las proporciones de agua y polvo que indica el fabricante. Para ello se pesará el polvo en la báscula y se medirá la cantidad de agua en una probeta. Incorporaremos el agua en la taza de mezcla y luego poco a poco el polvo, realizando este procedimiento manteniendo la taza en el vibrador de escayola. Se espatulará siempre en el mismo sentido. Cuando el material adquiera la consistencia adecuada se vertirá sobre la impresión, empezando por la parte más distal y, con la cubeta apoyada en el vibrador, iremos dejando que la escayola vaya recubriendo toda la impresión. Hay que evitar la formación de poros o burbujas. Una vez recubiertas todas las huellas oclusales se irá rellenando la impresión hasta que el material recubra todo e incluso desborde. Hay que asegurarse de que hay suficiente volumen de escayola para que el modelo no se rompa al sacarlo de la impresión. Se dejará sobre una superficie sin que la cubeta apoye sobre el alginato que sobresale del borde de la cubeta, procurando que no se deforme hasta el completo fraguado del material. Una vez fraguado debe retirarse el modelo de escayola de la cubeta. Intentaremos no hacer una capa excesivamente gruesa de escayola y que no envuelva la impresión, para evitar que quede pegada a la cubeta. Así evitaremos problemas a la hora de poder sacar el modelo fraguado de la impresión de alginato.

ZOCALADO DE MODELOS Y FORMACIÓN DE *SPLIT-CAST* SUPERIOR:

Modelo inferior: Una vez evaluado el modelo se recortará en la recortadora no desgastando las zonas importantes, como los dientes. El recortado se hará hasta que veamos que el modelo cabe en el formador de zócalos (el inferior es el de 6 caras) y utilizaremos escayola tipo III. Prepararemos y batiremos la escayola para rellenar el formador, siguiendo las mismas instrucciones que anteriormente hemos mencionado. Se incorporará una pequeña cantidad de escayola en el formador (no hay que rellenarlo completamente) para, a continuación, sobre la escayola, colocar nuestro modelo intentando que el plano oclusal (a nivel de premolares y primer molar) esté lo más paralelo a la horizontal (mesa de trabajo). Si hace falta, se completará el rellenado del zocalador con más yeso. Esperaremos a que fragüe la escayola y, una vez fraguada, sacaremos del formador el modelo ya zocalado. Se recortará y aseará para ser presentado. Se deberá evitar realizar grosores muy grandes en el zócalo.

Modelo superior: El procedimiento de zocalado es el mismo que para el modelo inferior, pero hay que tener en cuenta que la altura del zócalo sea lo más baja posible (el superior es el de 7 caras). Una vez hecho el modelo zocalado, con el zocalador con huellas, se procederá a la realización de *split-cast*. Consiste en la confección de una placa de escayola que encaja a la perfección sobre las muescas que hemos obtenido en modelo zocalado. Para ello, en el borde del modelo zocalado incorporaremos cinta aislante, de tal manera que sobresalga aproximadamente 1-2 cm. Esto proporcionará una especie de barrera o pared que evita que la escayola blanda se derrame y altere el modelo. Pincelaremos toda la superficie de escayola del modelo y las marcas negativas del *split-cast* con separador de escayola o con vaselina líquida y prepararemos escayola (tipo III) siguiendo el procedimiento habitual. Incorporaremos la escayola sobre la base del modelo y rellenaremos dando un grosor de unos 5-8 mm. Dejaremos fraguar el material y una vez fraguado se quitará la cinta aislante y obtendremos el modelo superior con el *split-cast*. Podemos recortarlo y asearlo. Si no podemos separar las dos partes de *split-cast*, se podrá hacer sumergiendo el modelo en agua muy caliente o pasando todo el bloque conjuntamente por la recortadora.

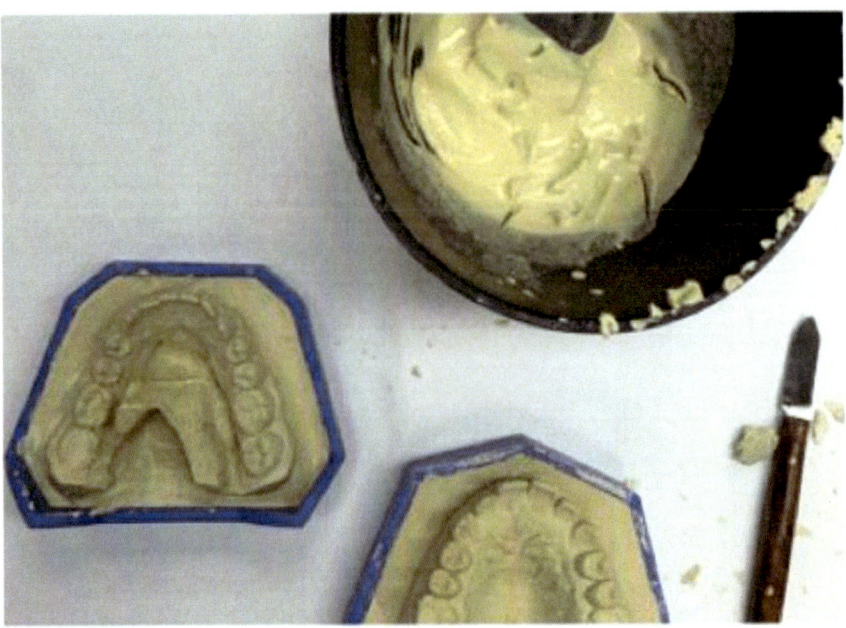

Fig. 1. Imagen de los modelos de escayola en los zócalos

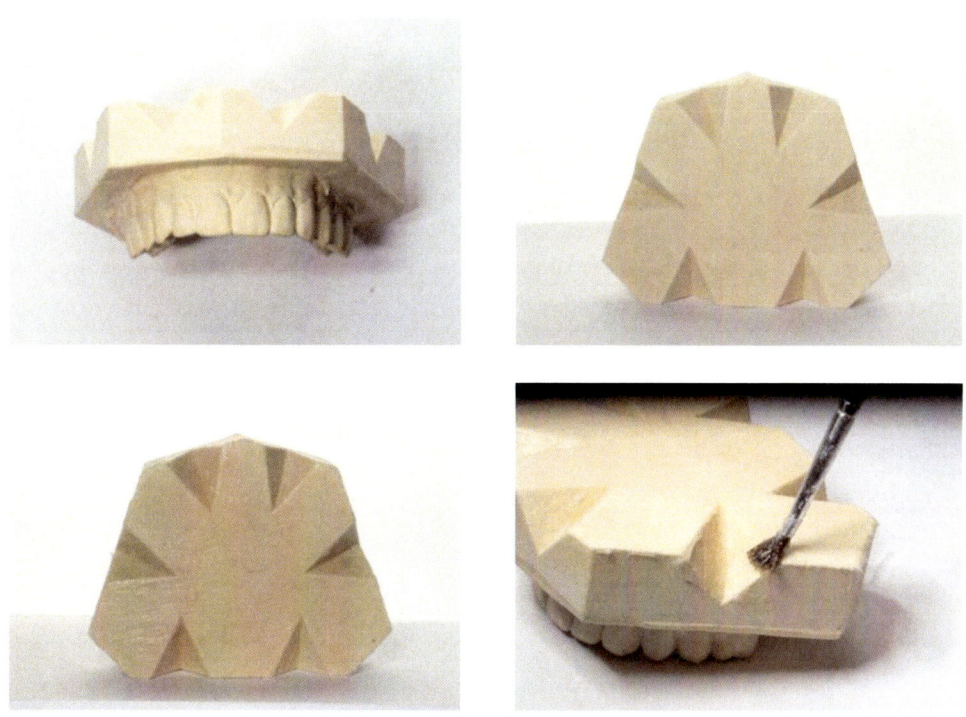

Fig. 2. Secuencia de imágenes de preparación del *split-cast*

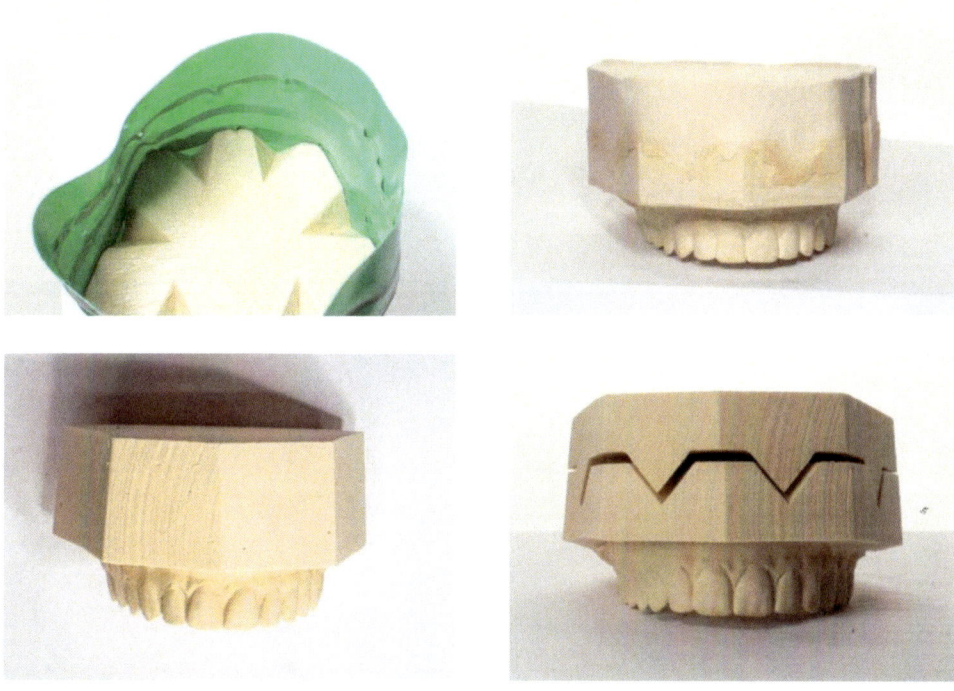

Fig. 3. Secuencia de imágenes de confección del *split-cast*

OCLUSIÓN

PRÁCTICA 2. TOMA DEL ARCO FACIAL. MONTAJE DEL MODELO SUPERIOR EN EL ARTICULADOR.

OBJETIVO:

Consiste en la toma del arco facial y el montaje del modelo superior en el articulador.

TRABAJOS A EVALUAR:

- TOMA DE ARCO FACIAL
- MONTAJE EN ARTICULADOR DEL MODELO SUPERIOR

MATERIAL NECESARIO:

- Material de protección (guantes, gorro, etc.)
- Arco facial completo
- Articulador semiajustable con dos pletinas de montaje
- Modelos de estudio revisados y evaluados
- Calentador de agua
- Cera climas cálidos
- Espátula de cera
- Cera de pegar
- Cinta aislante
- Taza y espátula de escayola
- Escayola de montaje o fraguado rápido
- Tijeras o cuchillete

DESARROLLO:

La práctica se inicia con la toma del arco facial. Para ello primero se deberá obtener una huella de las cúspides oclusales sobre la horquilla de montaje. Adaptaremos dos capas de cera climas cálidos en la parte superior de la horquilla y una capa en la inferior, donde está la soldadura del vástago a la placa. En la parte anteroinferior se podrá aplicar varias capas de cera, para hacer que el paciente muerda sobre ellas solo con los incisivos y facilitar la sujeción de la horquilla (¡nunca sirve de mordida!). Calentaremos la cera en el calentador de agua y llevaremos la horquilla a la boca del paciente, ejerciendo una presión ligera, uniforme y vertical contra los dientes de la arcada superior. La barra anterior de la horquilla deberá estar perfectamente alineada a la línea media. Hay que tener la precaución de no bascular la horquilla (huellas más profundas en un lado más que en otro). Las huellas de las cúspides sobre la cera superior nunca deben perforar la misma, es decir, no debe verse el metal de la horquilla. Se enfriará con agua y verificaremos las huellas con el modelo de escayola: deben encajar perfectamente sin admitir basculación (comprobarlo con el modelo de escayola).

Una vez tomada la huella superior y perfectamente enfriada, se podrá calentar solo la cara inferior de la horquilla (el suplemento de cera) con agua atemperada, recolocarlo en boca (el operador/a, no el paciente) y hacer cerrar al paciente con la mandíbula ligeramente adelantada para que, simplemente, sujete la horquilla con los incisivos inferiores. Se deberá comprobar que solo tocan (se marcan) los incisivos inferiores, nunca los premolares o molares que podrían generar tensión en la horquilla. Enfriar y comprobar. El espacio que debe quedar entre las arcadas es de 1-2 mm.

TOMA DEL ARCO FACIAL: Se insertará la horquilla de nuevo en la boca del paciente y se estabilizará con la ayuda del auxiliar (en este caso el propio compañero puede ayudar) o con los dientes anteroinferiores, sujetando mediante las huellas marcadas en la cara inferior de la horquilla con una ligera presión de cierre. Antes de insertar el arco facial hay que asegurarse de que todos los tornillos están lo suficientemente sueltos. Se insertará la doble abrazadera del arco en el vástago de la horquilla llevándola lo más próximo a la boca, teniendo cuidado que el tornillo de bloqueo esté situado hacia abajo. Se colocarán las olivas auriculares en los conductos auditivos y se le pedirá al paciente que los sujete, apretando los tornillos superiores (barra horizontal del arco). Se colocará el posicionador del nasion (glabela) presionando suavemente sobre la piel, se bloqueará su correspondiente tornillo y se anotará la distancia intercondilar (L-M-S) marcada en la parte anterior del arco. Por último, se apretará el tornillo de la doble abrazadera y el de la abrazadera de unión con el perno vertical, primero el horizontal y luego el vertical. La posición de la abrazadera no se debe modificar ni forzar acercándola a los labios. Si así se hiciera, se crearán tensiones que moverán la horquilla de su posición correcta al sacar el arco facial de la boca del paciente.

En este momento, el arco facial estará tomado. Para retirarlo, se aflojarán los tornillos de la rama superior del arco y de la glabela, y se le pedirá al paciente que abra la boca y retire el arco de las orejas al mismo tiempo. Depositaremos el arco sobre la mesa, posicionándolo siempre al revés, para que no apoye sobre la horquilla y pueda deformarla.

MONTAJE DE MODELO SUPERIOR: El modelo superior deberá tener fijado mediante cera de pegar o cinta aislante el *split-cast*, para que no se separen las dos partes del mismo. Es conveniente asegurar esta correcta posición durante todo el proceso de montaje.

Antes de empezar el montaje del modelo superior lo primero que haremos es preparar el articulador. Para ello, colocaremos los postes condilares conforme a la distancia intercondilar (L-M-S) que se obtuvo con el arco facial. Adaptaremos la distancia intercondilar en las cajas condilares, mediante la adecuada colocación de arandelas en el eje o barra de la caja condilar según el modelo de articulador que se utilice. Colocaremos la inclinación condilar en su posición de partida estándar: 30° (en ambas cajas condilares). El ángulo de Bennett lo fijaremos a 15°. Una vez preparado el articulador, colocaremos el arco facial con la horquilla en donde se han realizado las huellas del maxilar superior. Se montará la pletina superior de montaje, donde uniremos el modelo al articulador. Se asegurará a la rama superior del articulador introduciendo cada una de las olivas a los salientes metálicos dispuestos para ello en la rama superior del articulador. Se sostendrá firmemente el arco facial, de manera que la rama superior del articulador descanse sobre la barra transversal del arco facial, y se apretarán los tornillos de la rama superior del arco facial. El puntero o vástago incisal se retirará para que la barra de la horquilla descanse, normalmente, sobre la mesita de la guía incisal. Colocaremos el modelo con el *split-cast* sobre las huellas de la horquilla. Habrá que comprobar, en este momento, al cerrar, que la rama superior del articulador se cierre correctamente. Si no se cierra porque tropieza la pletina de montaje de la rama superior con el *split-cast,* habría que recortar el *split-cast.* A continuación, se mezclará escayola o yeso de fraguado rápido y se colocará, blanda, sobre el *split-cast* y la pletina de montaje, y se cierra la rama superior del articulador. El cierre de la rama deberá ser hasta que ésta apoye perfectamente sobre la barra horizontal del arco facial. Es importante mantener esta posición hasta el completo fraguado de la escayola.

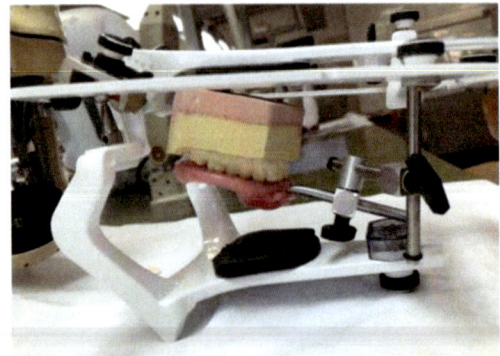 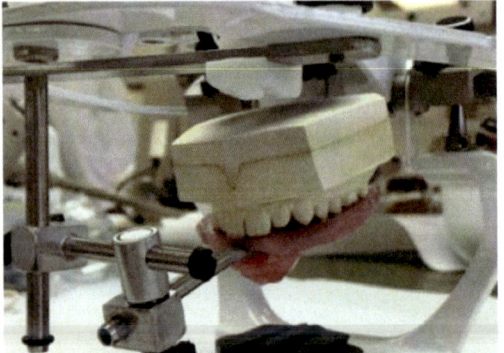

Fig. 4. Secuencia de imágenes del montaje del modelo maxilar en el articulador

OCLUSIÓN

PRÁCTICA 3. JIG DE LUCIA. TOMA DE REGISTROS EN RELACIÓN CÉNTRICA (RC).

OBJETIVO:

Consiste en la utilización del desprogramador jig de Lucia y de la toma de 3 registros de relación intermaxilar en RC.

TRABAJOS A EVALUAR:

- CONFECCIÓN DEL JIG DE LUCIA
- REALIZACIÓN DE 3 MORDIDAS EN RC

MATERIAL NECESARIO:

- Material de protección (guantes, gorro, etc.)
- Modelos de estudio revisados y evaluados
- Calentador de agua
- Cera Moyco®
- Rollitos de algodón
- Espejo de cara
- Jigs impresos
- Silicona de mordida (tipo Occlufast®)
- Puntas de mezcla
- Pistolas de silicona
- Espátula de batir cementos
- Loseta de cristal
- Papel de articular azul grueso
- Pieza de mano
- Fresas de pieza de mano
- Composite fluido
- Lámpara de polimerizar
- Cuchillete
- Tijeras

DESARROLLO:

CONSTRUCCIÓN DEL JIG DE LUCIA: Para conseguir que la toma de la relación intermaxilar en posición de relación céntrica sea lo más exacta posible existen varios métodos para relajar la musculatura masticatoria. Uno de ellos es el desprogramador anterior, jig incisal o jig de Lucia (Dr. V.O. Lucia).

Se adaptará un jig estándar impreso de resina mediante la colocación de silicona de mordida de fraguado rápido y elevada rigidez en la cara interna del jig, logrando con el fraguado de dicha silicona la estabilización-retención del jig en los incisivos superiores. A continuación, se lleva al paciente a cerrar sus arcadas en posición de relación céntrica (maniobra de Ramfjord). El objetivo es marcar las huellas de los incisivos inferiores sobre la superficie de resina del jig sin llegar a ocluir del todo, dejando entre 1 y 3 mm de espacio. Se deberá comprobar el punto de cierre de los incisivos inferiores con un papel de articular grueso y retocar el jig con pieza de mano y fresas de laboratorio hasta lograr un punto único centrado en la cara oclusal del mismo, lo más posterior posible, aliviando dicha superficie a modo de rampa y reduciendo también su grosor. Una vez obtenido ese punto de contacto único y centrado de los incisivos inferiores acompañando al paciente a RC, lo mínimamente suficiente para conseguir la disoclusión de los dientes posteriores, se bloqueará dicha posición mandibular con los incisivos inferiores ocluidos en ese punto. A nivel vestibular de dichos incisivos inferiores, se colocará una ligera cantidad de composite fluido y se polimerizará. De esta forma se generará un stop anterior al punto de oclusión, que guiará a la mandíbula siempre hasta ese cierre en RC.

REGISTROS DE RC: Para la toma de registros de RC prepararemos la cera Moyco® en pequeños bloques de mordida, de dos o tres espesores y que cubran solo las superficies oclusales de los dientes posteriores, con una extensión desde distal de canino hasta mesial del segundo molar. Se colocará en posición el jig y se aplicará la cera en estado plástico intentando acoplar la cera en cara vestibular y lingual de los dientes simulando una "tienda de campaña". El paciente morderá suavemente en la posición que le guía el jig, acompañándolo suavemente por parte del operador.

También podemos utilizar la maniobra de Ramfjord, es decir, la de manipulación del mentón para realizar el registro de RC habiendo realizado previamente una desprogramación muscular del paciente, interponiendo unos rollitos de algodón entre sus dientes durante unos minutos o manteniendo la boca en apertura, libre de contactos oclusales. Una vez preparado el paciente, se calentarán los bloques de cera en el calentador de agua, y una vez reblandecidos se llevarán a la boca del paciente. Se colocarán sobre los dientes, se manipulará la mandíbula y se tomará el registro, cerrando suavemente y sin llegar a ocluir del todo (las ceras no deben perforarse). Se enfriarán con aire o agua y se sacarán de la boca, metiendo las mordidas en un vaso con agua fría. Para comprobar si la posición en que hemos tomado la relación es realmente la céntrica, habrá que tomar 3 registros.

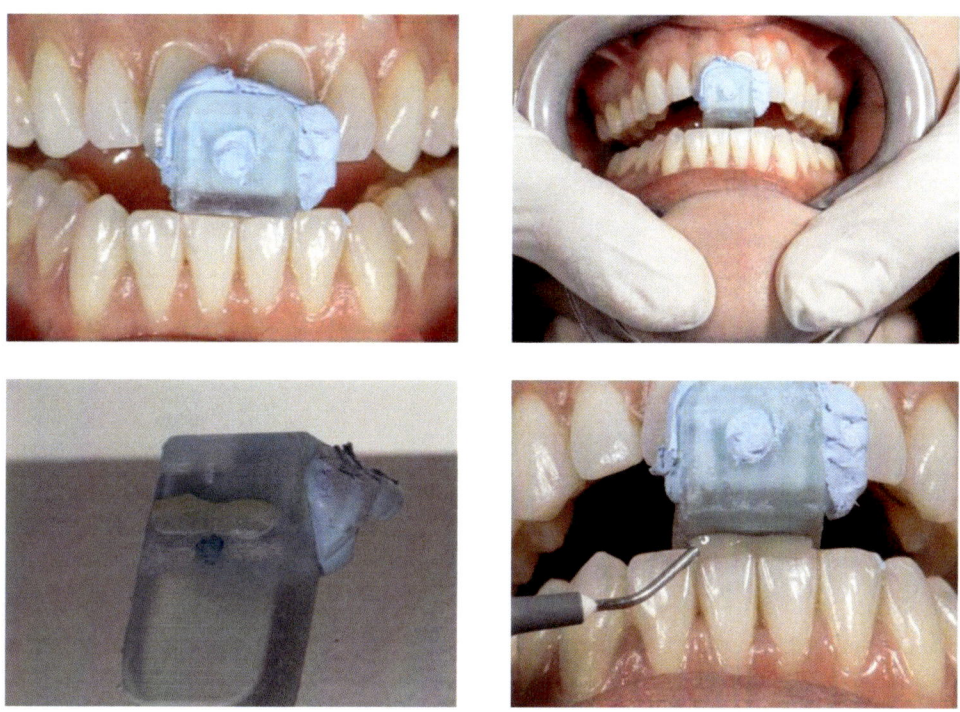

Fig. 5. Secuencia de imágenes de individualización del jig

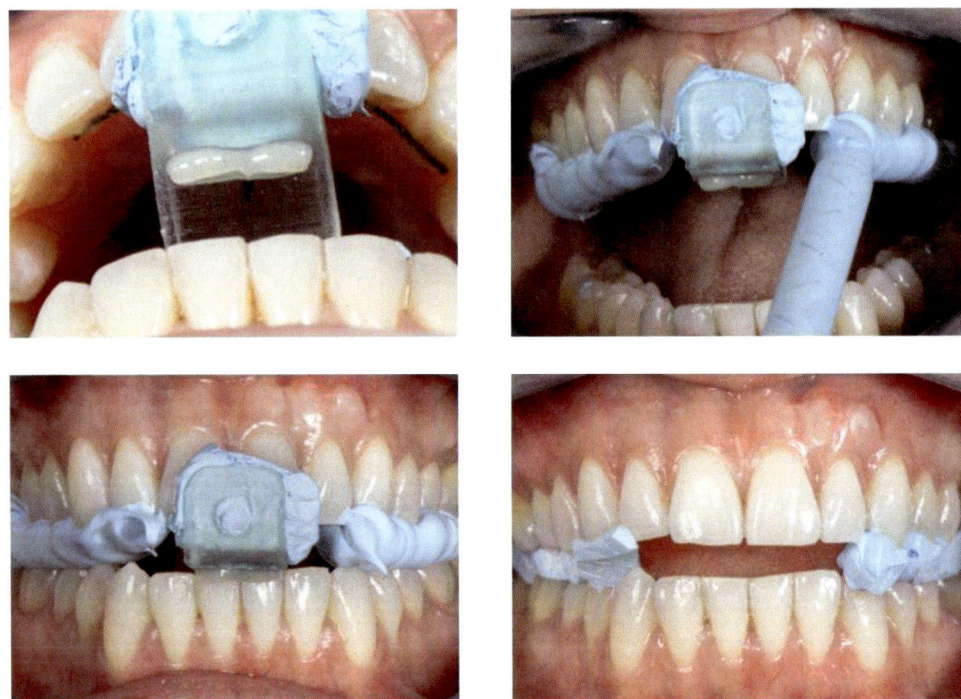

Fig. 6. Secuencia de imágenes de la toma de registros interproximales en RC con silicona de mordida

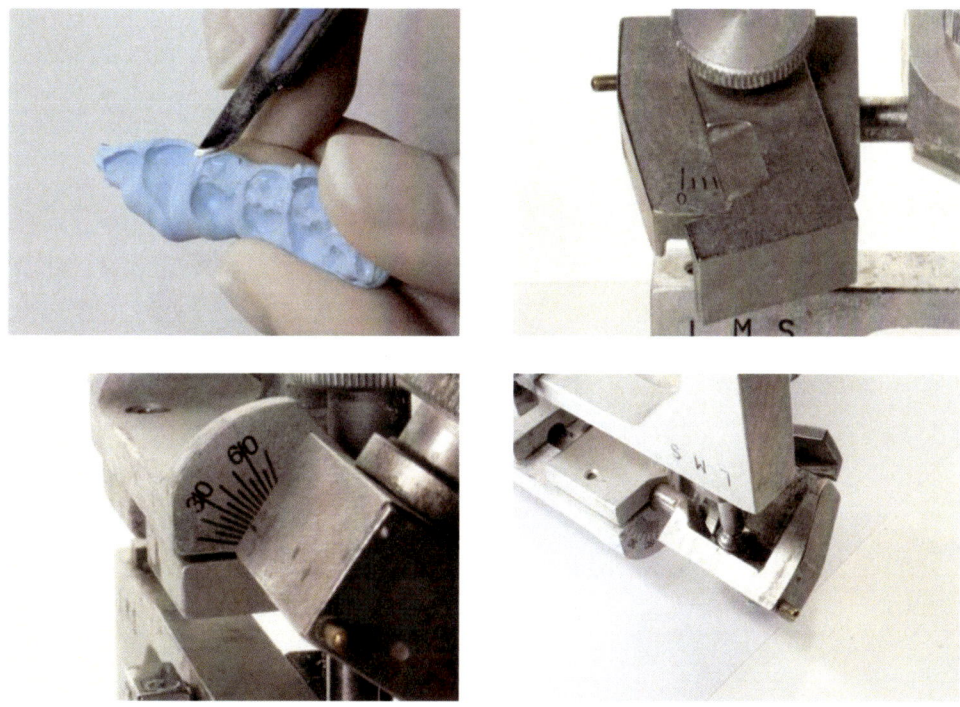

Fig. 7. Secuencia de imágenes de recorte de las relaciones intermaxilares y de los valores promedio del articulador semiajustable

OCLUSIÓN

PRÁCTICA 4. MONTAJE DEL MODELO INFERIOR EN EL ARTICULADOR. VERIFICACIÓN DE LA RELACIÓN CÉNTRICA (RC). REGISTROS DE LATERALIDAD. PROGRAMACIÓN DEL ARTICULADOR.

OBJETIVO:

Consiste en el montaje del modelo inferior en el articulador, verificación de la relación céntrica, toma de lateralidades y programación del articulador.

TRABAJOS A EVALUAR:

- MONTAJE MODELO INFERIOR
- VERIFICACIÓN RC
- MORDIDAS EN LATERALIDAD
- PROGRAMACIÓN DEL ARTICULADOR

MATERIAL NECESARIO:

- Material de protección (guantes, gorro, etc.)
- Calentador de agua
- Cera Moyco®
- Cinta aislante
- Articulador semiajustable
- Escayola de montaje o fraguado rápido (Snow White Nº 2 de Kerr®)
- Rollitos de algodón
- Regla
- Espejo de cara
- Cuchillete
- Rotuladores indelebles

DESARROLLO:

MONTAJE DEL MODELO INFERIOR: Para realizar el montaje deberemos subir las marcas del puntero incisal, desde su marca de 0 hasta 2-4 líneas, con el fin de compensar el espesor de la cera de mordida con la que hemos realizado el registro de la posición de RC. Con el articulador invertido y usando uno de los registros de RC (el que consideremos mejor) cogeremos el modelo inferior y lo posicionaremos contra el modelo superior con la mordida interpuesta. Colocaremos una pletina de montaje en la rama inferior del articulador. Cerraremos el articulador y verificaremos que el puntero incisal toca la mesa incisal; si no llega probablemente habrá que recortar el zócalo del modelo inferior. Mezclaremos escayola rápida y la adaptaremos sobre la pletina y sobre el modelo inferior. A continuación, cerraremos la rama inferior contra la superior hasta que el puntero incisal toque la mesa incisal. Es importante que durante todo el proceso de fraguado de la escayola no se separe el puntero de la mesa incisal y que las bolas condilares se mantengan perfectamente en su posición de RC. Esperaremos que fragüe por completo la escayola y entonces podremos dar la vuelta al articulador y ya tendremos montados los modelos.

VERIFICACIÓN DE LA RC: Con el articulador en posición normal, se soltará el *split-cast* de la cinta aislante que lo mantenía unido al zócalo del modelo superior, se colocará una de las otras ceras sobre la arcada inferior y se encajará el modelo superior sobre la cara superior de las ceras. Al cerrar la rama superior del articulador, las huellas de las dos partes del *split-cast* deberán encajar exactamente mientras se mantiene firmemente relacionado el conjunto modelo inferior-ceras-modelo superior.

En caso de que no coincidan dos de las tres mordidas habrá que desmontar el modelo inferior, realizar tres nuevos registros de RC, volver a montar el modelo inferior con una de esas tres nuevas mordidas y repetir la comprobación. Una vez tengamos el montaje confirmado asearemos con escayola rápida el montaje del modelo inferior.

TOMA DE REGISTROS DE LATERALIDAD: La toma de estos registros es necesaria para la programación del articulador. Para ello lo primero que haremos será enseñar al paciente a realizar el tipo de desplazamiento lateral que nos interesa, pudiéndose ayudar de un espejo, e incluso marcar en los dientes los puntos del movimiento. El movimiento deberá ser de apenas 3-4 mm de desplazamiento y con el menor componente protrusivo. Una vez aprendido el movimiento prepararemos los bloques de mordida con cera Moyco® siendo del tamaño parecido al de los registros de RC, pero con la salvedad de que necesitaremos para el lado de trabajo dos espesores de cera y para el lado de balanceo tres (esto puede variar en función de la oclusión del paciente). Calentaremos las ceras y las llevaremos sobre las superficies oclusales también en "tienda de campaña" de los dientes, haremos cerrar al paciente en lateralidad ayudándose del espejo, evitando arrastres en la cera y marcaremos las huellas sobre las mordidas. Enfriaremos las mordidas y las sacaremos de la boca, enfriándolas en un vaso con agua, identificado con la lateralidad que hayamos tomado. A continuación, realizaremos lo mismo con la lateralidad contraria.

PROGRAMACIÓN DEL ARTICULADOR: Para programar o ajustar las inclinaciones condilares y el valor del ángulo de Bennett en el articulador, el procedimiento más sencillo consiste en la utilización de registros excéntricos de lateralidad. Se programa el cóndilo de no trabajo o balanceo. Para ajustar la caja condilar del, por ejemplo, lado derecho, se colocará entre los modelos el registro de lateralidad del lado izquierdo, es decir el lado contrario del cóndilo que se quiere programar. Se cerrará el articulador, se aflojarán TODOS los tornillos que controlan la inclinación condilar y el ángulo de Bennett, se levantará el puntero incisal. Se irá cerrando la caja condilar girándola hasta que quede muy cerca, tocando suavemente la bola condilar la pared superior de la caja (se puede comprobar interponiendo un papel de articular muy fino -8 ó 10 micras- que quedará atrapado). Manteniendo firmemente sujetas las ramas del articulador se fijará el tornillo de la inclinación condilar. Para programar el valor del ángulo de Bennett moveremos la pared interna hasta que toque suavemente la bola condilar, y de la misma manera apretaremos el tornillo que fija el ángulo de Bennett. Deberemos anotar tanto el valor de la inclinación condilar como el del ángulo de Bennett en la libreta de prácticas. Utilizaremos el mismo procedimiento para programar el lado contrario, cambiando las ceras por las de la otra lateralidad. No se debe quitar la programación del cóndilo ya programado.

Es importante comprobar que el movimiento registrado es, realmente, una lateralidad. Bastará con comprobar que, al hacer una de las lateralidades, la bola del lado de balanceo se ha movido hacia delante y hacia el centro, separándose de la pared posterior, mientras que la bola del lado de trabajo sigue tocando la pared posterior de la caja condilar.

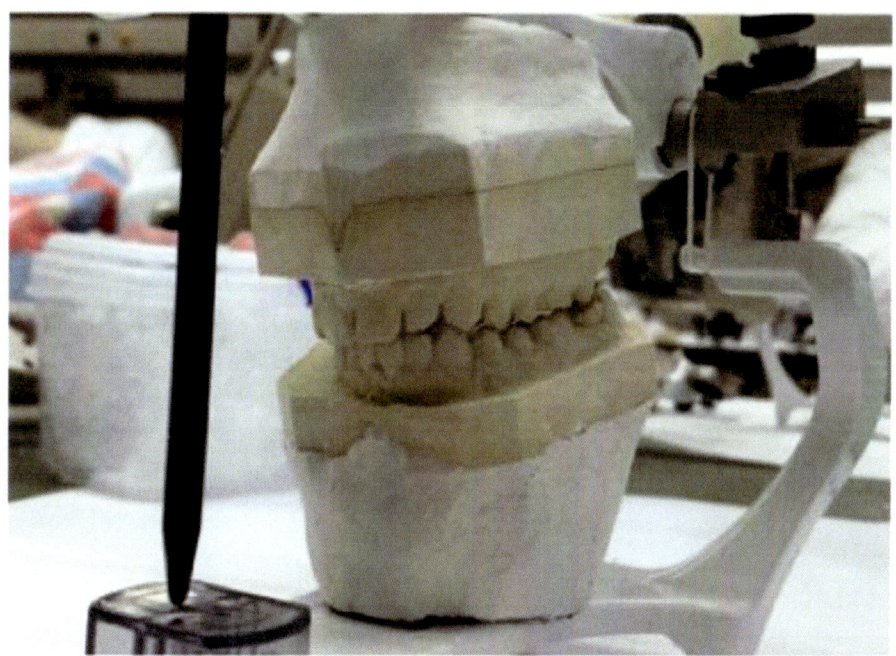

Fig. 8. Imagen del montaje en el articulador semiajustable

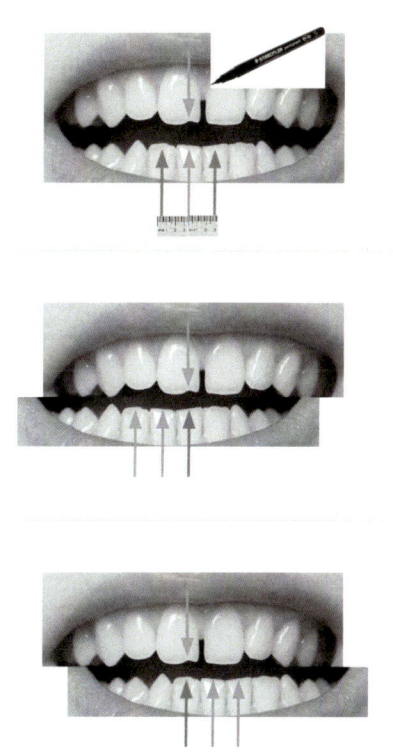

Fig. 9. Imagen de referencia del movimiento de lateralidad mandibular

OCLUSIÓN

PRÁCTICA 5. ANÁLISIS FUNCIONAL DE LA OCLUSIÓN. TALLADO SELECTIVO.

OBJETIVO:

Consiste en la realización del análisis funcional de la oclusión sobre los modelos montados en el articulador semiajustable. Se estudian las características oclusales desde el punto de vista estático y dinámico. También se realizará un tallado selectivo en el caso de la no coincidencia entre la relación céntrica (RC) y la máxima intercuspidación (MI), con el objetivo de reducir el decalaje y unificar ambas posiciones. Así mismo, se tallarán las interferencias que puedan aparecer en balanceo y protrusión. Sobre los modelos de escayola montados en articulador y siguiendo el diseño de una oclusión ideal, el alumno realizará los desgastes oclusales necesarios para eliminar las prematuridades que puedan existir en posiciones céntricas y de interferencias en excéntricas.

TRABAJOS A EVALUAR:

- ANÁLISIS OCLUSAL ESTÁTICO
- ANÁLISIS OCLUSAL DINÁMICO
- AJUSTE OCLUSAL: TALLADO SELECTIVO

MATERIAL NECESARIO:

- Modelos montados en el articulador
- Papel articular 200 micras, 80 micras, 8 micras
- Pinzas para papel de articular
- Papel y boli/ordenador o *tablet*
- Cuchillete X-Acto o similar con hojas variadas

DESARROLLO:

Los alumnos, siguiendo el esquema de trabajo que a continuación se presenta, describirán por escrito, las características oclusales de sus pacientes, tanto de forma estática como durante la función. Los resultados del análisis serán expuestos y discutidos en el grupo de prácticas bajo la supervisión del profesor responsable, que finalmente calificará el ejercicio.

ESQUEMA DE TRABAJO:

ANÁLISIS OCLUSAL ESTÁTICO (en MI):

1.- Análisis de las arcadas dentarias.

  a) Morfología de la arcada.

  b) Tamaño de la arcada en relación al tamaño dentario. Discrepancias.

  c) Alteraciones del tamaño dentario.

  d) Alteraciones de la forma dentaria (desgastes, abfracciones, erosiones…).

  e) Alteraciones de la posición dentaria (giroversiones, extrusiones, inclinaciones, apiñamientos…).

  f) Número de dientes presentes (ausencias).

2.- Análisis de las relaciones interarcada.

  2.1. Relaciones en el plano sagital.

    a) A nivel anterior: resalte.

    b) A nivel posterior: clases de Angle.

  2.2.- Relaciones en el plano frontal.

    a) A nivel anterior: sobremordida.

    b) A nivel posterior.

  2.3.- Relaciones en el plano transversal (mordida cruzada, en tijera…).

  2.4.- Alteraciones o desviaciones de la línea media.

ANÁLISIS OCLUSAL DINÁMICO (en RC):

1.- Coincidencia de RC-MI.

  a) Coincidencia o no coincidencia.

  b) Presencia de prematuridades oclusales.

  c) Localización de las prematuridades oclusales.

  d) Cuantificación del decalaje

  e) Características del decalaje.

2.- Movimiento de lateralidad mandibular. Lateralidad derecha e izquierda.

  a) Tipo de esquema oclusal.

b) Presencia de interferencias oclusales.

c) Localización de las interferencias oclusales.

3.- Movimiento de protrusión.

a) Presencia de guía incisal.

b) Presencia de interferencias oclusales.

c) Localización de las interferencias oclusales.

4.- Análisis de la guía anterior. Clase de Braly.

5.- Valores de programación del articulador.

TALLADO SELECTIVO

DESARROLLO: El alumno/a comprobará con papel de articular la oclusión en posición de RC con los modelos debidamente montados en el articulador. Si aparece alguna prematuridad la desgastará con el cuchillete de forma decidida pero cuidadosa, sin eliminar más escayola de la necesaria hasta conseguir eliminar dicha prematuridad. Una vez eliminada esta, se vuelve a comprobar hasta conseguir la oclusión ideal. Si apareciera alguna otra prematuridad se procederá de la misma forma. Una vez obtenida la MI en RC (oclusión céntrica) se procederá a estudiar la oclusión en una y otra lateralidad, eliminando, si las hubiere, las interferencias que impidan la oclusión teóricamente idónea. Si el caso clínico en estudio presenta alguna peculiaridad que lo haga especial, se consultará al profesorado.

Es muy importante tallar, prioritariamente fosas, surcos y vertientes de las cúspides; o cúspides NO funcionales. Se deberá evitar tallar las cúspides funcionales (se perdería dimensión vertical). Se deberá tomar nota de todos los retoques que se realicen. Una vez conseguida la oclusión ideal en RC y lateralidades, se estudiará la protrusiva. Cuando, mediante el uso de papel de articular se compruebe que la oclusión tiene los patrones oclusales que buscamos, se habrá finalizado el tallado selectivo. Además, el *split-cast* ajustará perfectamente sobre el zócalo del modelo superior.

PRÓTESIS TOTAL REMOVIBLE

PRÁCTICA 1. IMPRESIONES. VACIADO Y ZOCALADO DE LOS MODELOS DE ESTUDIO.

OBJETIVO:

Consiste en la realización de impresiones preliminares de alginato sobre modelos de simulación, utilizando porta impresiones o cubetas estándar de desdentados, con el objeto de obtener unos modelos en escayola perfectamente zocalados y diseñados.

TRABAJOS A EVALUAR:

- IMPRESIÓN ALGINATO MODELO INFERIOR
- VACIADO Y ZOCALADO MODELO INFERIOR
- IMPRESIÓN ALGINATO MODELO SUPERIOR
- VACIADO Y ZOCALADO MODELO SUPERIOR

MATERIAL NECESARIO:

- Material de protección (guantes, gorro, etc.)
- Modelo de simulación de procesos alveolares totalmente desdentados
- Cubetas estándar surtidas para desdentados
- Cera *periphery*
- Alginato
- Agua
- Taza y espátula de alginato
- Taza y espátula de escayola
- Escayola dura (tipo III)
- Báscula y probeta de agua
- Formador de zócalos

DESARROLLO: Se procederá a estudiar el modelo de simulación analizando la morfología de los aspectos anatómicos que reproducen. La práctica consiste en los siguientes pasos:

TOMA DE IMPRESIONES: Se buscará la cubeta estándar que más se adecue a los modelos, si fuera necesario se adaptará la cubeta mediante la utilización de cera *periphery*. Una vez elegida y adaptada la cubeta se procederá a la preparación del material de impresión, que será alginato. Se obtendrá mediante la utilización de los dosificadores la cantidad necesaria de polvo de alginato (normalmente dos dosis) y de agua (dos dosis), se colocará en la taza de alginato el polvo y luego se incorporará el agua (siempre respetando las dosis y tiempos de mezcla y fraguado que indica el fabricante). Se realizará un mezclado enérgico del material apretando el mismo contra las paredes de la taza. Una vez conseguida la mezcla, se incorporará el material de impresión a la cubeta (normalmente se empieza por la inferior), se dispondrá una cantidad uniforme de material que rellene toda la cubeta y se procederá a la toma de la impresión del modelo de simulación. La forma en cómo se incorpora la cubeta con el material es normalmente de detrás del modelo hacia delante haciendo una presión uniforme recubriéndolo en su totalidad. En el caso de las impresiones de pacientes desdentados (en este caso de los modelos de simulación) es necesario obtener una impresión de la totalidad de los aspectos anatómicos (fondo de vestíbulo, procesos alveolares, frenillos, paladar, trígonos retromolares, tuberosidades…) y obtener una impresión libre de defectos y de burbujas o socavados. Se aconseja hacer, con el dedo mojado, un surco en el material de impresión antes de incorporarlo al modelo de simulación para que se produzca un mejor recubrimiento del mismo. Una vez pasado el tiempo de fraguado la impresión con su cubeta se retirará del modelo de simulación con un movimiento decidido, pero no violento.

VACIADO DE LAS IMPRESIONES: Las impresiones de alginato deben ser vaciadas de forma inmediata o en su caso, si se necesita demorar un poco (no más de 30 minutos), se pueden conservar envueltas en una servilleta húmeda (empapada en agua). Una vez obtenidas las impresiones, se procederá a su vaciado con escayola dura (tipo III). Para ello se utilizará la taza de escayola donde realizaremos la dosificación del material siguiendo las proporciones de mezcla polvo-agua establecidas por el fabricante. Una vez mezclado el material se incorporará sobre la impresión utilizando para ello el vibrador de escayola que minimiza la aparición de burbujas. Se recubrirá toda la impresión obteniendo un modelo robusto que impida la rotura del mismo cuando separemos la escayola de la impresión. Se esperará hasta el completo fraguado de la escayola y una vez completado se separará de la impresión.

ZOCALADO: Una vez separado se procederá a la realización del zocalado (solo zocalado, NO *split-cast*) de los modelos. Para ello se utilizarán los formadores de modelos o zocaladores de goma. Previamente, se debe comprobar si el modelo vaciado cabe en el zocalador, si no es así, habrá que recortarlo.

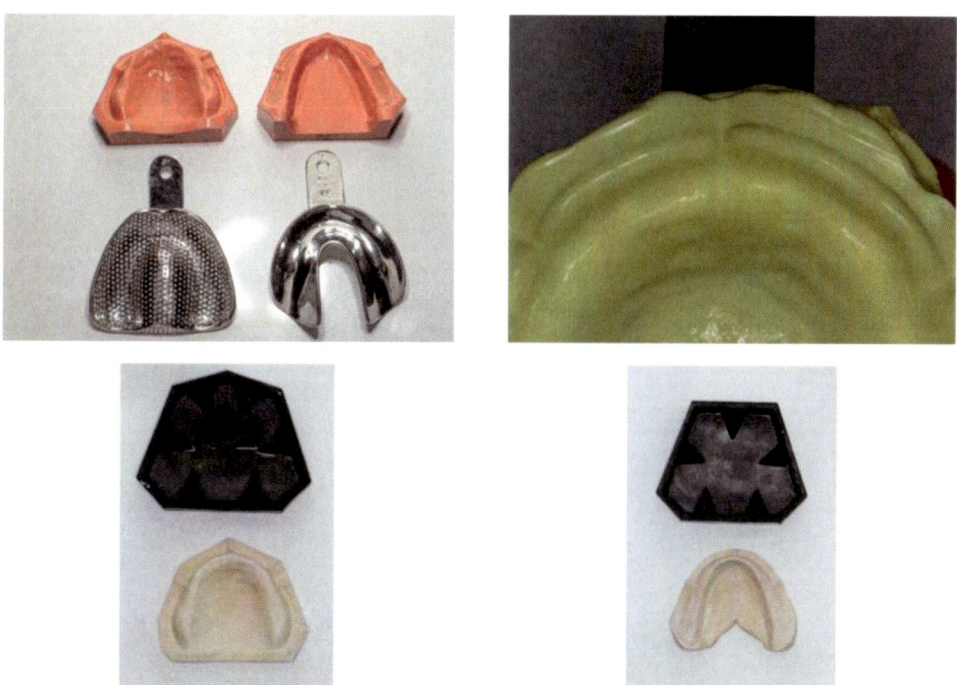

Fig. 10. Secuencia de imágenes de la toma de impresiones y vaciado en escayola de los modelos edéntulos

PRÓTESIS TOTAL REMOVIBLE

PRÁCTICA 2. DISEÑO PERIFERIA. CONFECCIÓN DE PLANCHAS BASE.

OBJETIVO:

A partir de los modelos de estudio, se diseñarán los límites de los mismos (fondo de vestíbulo) y se confeccionarán dos planchas base superiores y una plancha base inferior, en resina autopolimerizable.

TRABAJOS A EVALUAR:

- DISEÑO DE LOS BORDES PERIFÉRICOS EN AMBOS MODELOS
- CONFECCIÓN DE PLANCHA BASE INFERIOR
- CONFECCIÓN DE PLANCHA BASE SUPERIOR (2)

MATERIAL:

- Lápices o rotuladores indelebles de dos colores (punta superfina)
- Modelos definitivos zocalados, uno superior y otro inferior
- Resina prepolimerizada para planchas
- "Horno" de fotopolimerización
- Pieza de mano
- Fresas de pieza de mano de recortar resina
- Cuchillete y tijeras

DESARROLLO:

DISEÑO: Realizaremos el diseño de los modelos para la confección de las planchas base, que consistirá en pintar con lápiz, una línea que reproduce los límites de la prótesis siguiendo el fondo de vestíbulo y otra, de otro color, a 2 mm paralela a la anterior en todo su recorrido. La primera será el límite de la prótesis (sellado periférico) y la segunda, que será el límite de nuestra plancha base, nos servirá para localizar y funcionalizar este sellado periférico. Estas líneas, se mantienen paralelas a 2 mm para conseguir el sellado en toda la periferia. Tanto en el modelo superior como en el inferior, es muy importante aliviar adecuadamente los frenillos.

CONFECCIÓN DE LAS PLANCHAS BASE (dos planchas superiores y una inferior): Con los modelos perfectamente preparados y diseñados cogeremos una plancha de resina prepolimerizada y la adaptaremos perfectamente sobre el modelo que ha sido recubierto, también, por una muy fina capa de vaselina sin grumos, y se irá dando forma a la plancha base mediante ligera presión con los dedos, evitando adelgazar excesivamente la capa de resina. Se recortarán los excesos de material más groseros con cuchillete o tijeras, dando forma a la plancha de manera que se extienda hasta los límites del sellado periférico (línea del fondo de vestíbulo en el diseño) y se adapte perfectamente sobre el modelo con espesor uniforme al fondo del vestíbulo. Se introducirá en el "horno" de fotopolimerización y se mantendrá por un tiempo de 3 minutos. Una vez fraguado se separará la plancha del modelo y se comprobará el total endurecimiento del material, por dentro y por fuera de la plancha. Recortaremos la plancha con la pieza de mano hasta la línea que se dibujó en el fondo de vestíbulo, respetando los márgenes y se pulirán los bordes hasta conseguir un borde redondeado no cortante. Esta maniobra se efectuará con la pieza de mano de laboratorio, fresas de pulido y gomas para resina. Las planchas deberán ser evaluadas por el profesorado, siendo fundamental que la plancha se adapte perfectamente sobre los modelos y sea retentiva.

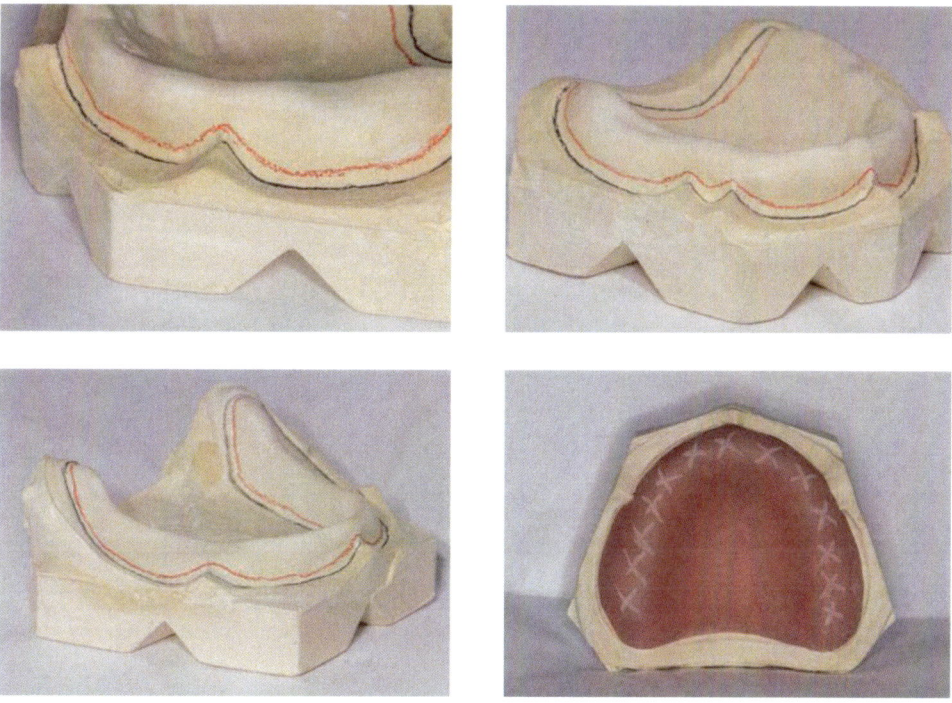

Fig.11. Secuencia de imágenes del diseño de los bordes periféricos en los modelos de escayola

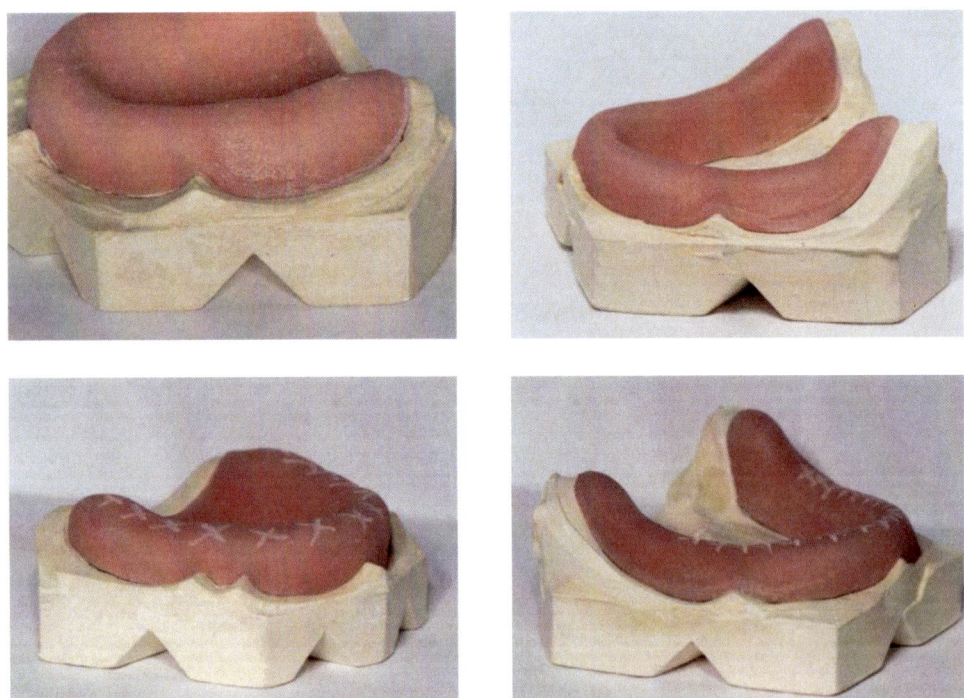

Fig. 12. Secuencia de imágenes de confección de planchas base y de las retenciones para los rodetes de cera

PRÓTESIS TOTAL REMOVIBLE

PRÁCTICA 3. CONFECCIÓN RODETE SUPERIOR. TOMA DEL ARCO FACIAL. MONTAJE DEL MODELO SUPERIOR EN EL ARTICULADOR.

OBJETIVO: Sobre una de las planchas base superiores se monta un rodillo de articulación en cera tipo climas cálidos. Tomar el arco facial y montar el modelo superior en el articulador.

TRABAJOS A EVALUAR:

- RODETE DE CERA DE ARTICULACIÓN
- TOMA DEL ARCO FACIAL
- MONTAJE DEL MODELO SUPERIOR EN EL ARTICULADOR

MATERIAL:

- Modelo superior definitivo zocalado
- Cera tipo climas cálidos
- Mechero de alcohol y encendedor
- Espátula de cera
- Pie de rey y/o regla 15-20 cm de plástico
- Calentador de agua
- Cuchillete X-acto o similar
- Arco facial
- Articulador semiajustable con pletinas de montaje
- Escayola rápida de montaje
- Taza de escayola
- Espátula de escayola
- Espátula formadora de rodetes de cera o rasqueta metálica de pintor ancha

DESARROLLO:

CONFECCIÓN DEL RODILLO DE ARTICULACIÓN: Habrá que dar una forma de sección cuadrangular al rodillo, con un espesor de 8 x 8 mm a una lámina de cera climas cálidos. Una vez efectuado, se adaptará y pegará este rodete sobre la plancha (donde se habrá realizado retenciones para la cera) se seguirán las dimensiones estandarizadas. El rodillo maxilar terminará en la zona de la tuberosidad en forma de "pico de flauta".

Las retenciones para mejorar la adhesión de la cera sobre la plancha se realizarán con la pieza de mano y fresas, realizando retenciones físicas (ranuras o huecos) sobre la plancha, en la zona donde irá el rodillo.

Con el rodillo ya preparado, se calentará, fundirá y se aplica sobre esas retenciones unas gotas de cera que facilitarán la unión entre la plancha y el rodillo. Con fuego, se calentará la base del rodillo y la cera de las retenciones, asegurando una perfecta unión.

TOMA DEL ARCO FACIAL: Adaptaremos y fijaremos el modelo de simulación superior en la cabeza del simulador, procurando que esté centrado en la línea media y lo más adelante posible del mismo. Lo primero que haremos será preparar la horquilla del arco facial envolviéndola con una capa de cera de climas cálidos por los dos lados. Cogeremos la plancha base superior elaborada y con ella tomaremos el arco facial. Calentaremos la cera de la horquilla y la fijaremos a la cera del rodete de la plancha base. Habrá que pegar la horquilla de manera que el vástago de la horquilla salga perfectamente alineado con la línea media facial sin desviaciones a derecha o izquierda. Se colocará la plancha con rodillo de cera y la horquilla unida y bien centrada, sobre el modelo maxilar fijado en el simulador. Se soltarán todos los tornillos del arco facial, se insertará la doble abrazadera en el mango de la horquilla llevándola lo más próximo a la boca, teniendo cuidado que el tornillo de bloqueo esté situado hacia abajo. Se colocarán las olivas auriculares en los puntales que reproducen los meatos auditivos del simulador y se apretarán los tornillos superiores de la barra horizontal del arco. Se colocará el puntero nasal (glabela) en el nasion con una ligera presión y se bloqueará su correspondiente tornillo. Ya estará fija la parte superior del arco facial (oídos y glabela). Faltará fijar la parte inferior del arco facial para transferir la posición del maxilar con respecto al cráneo. Para esto, se apretará el tornillo de la doble abrazadera y el de la abrazadera de unión con el perno vertical; primero el horizontal y luego el vertical. Se verificará y anotará la distancia intercondilar para ajustarla en el articulador. La fuerza empleada en el atornillado deberá ser la suficiente para evitar que las piezas se muevan en las siguientes fases. Siempre se controlará esta fuerza mediante la fijación del arco facial con la otra mano mientras se realiza el atornillado para no crear tensiones en la cara del paciente. Se retirará el arco facial desatornillando la parte superior del mismo, y dejándolo sobre la mesa en la posición en la que la horquilla no toque la mesa.

TRANSFERENCIA DEL MODELO SUPERIOR AL ARTICULADOR: Lo primero que haremos es preparar el articulador. Para ello colocaremos los postes condilares conforme a la distancia intercondilar (L-M-S) que se obtuvo con el arco facial. Adaptaremos la distancia intercondilar en las cajas condilares, según el sistema del articulador. Colocaremos la inclinación condilar en su posición de partida estándar: 15° de ángulo de Bennett y 30° de inclinación condilar (en ambas cajas condilares). Ubicaremos la pletina para sujetar el modelo a la rama superior del articulador. Una vez preparado el articulador colocaremos el arco facial. El puntero o vástago incisal se retirará para que la barra de la horquilla descanse, normalmente, sobre la mesita de la guía incisal. El arco facial con la horquilla en donde se ha fijado la plancha del maxilar superior se asegurará a la rama superior del articulador introduciendo cada una de las olivas a los salientes metálicos dispuestos para ello. Se sostendrá firmemente el arco facial, de manera que la rama superior del articulador descanse sobre la barra transversal del arco facial y se apretarán los tornillos superiores del arco facial. Colocaremos el modelo de escayola sobre la plancha de resina. Habrá que comprobar en este momento que, al cerrar la rama superior del articulador, esta se cierre correctamente (toca la rama superior del articulador sobre la barra transversal del arco facial), si no se cerrara habría que recortar el zócalo del modelo. Se mezclará escayola o yeso de fraguado rápido y se colocará blanda, sobre el zócalo humedecido con agua, y se cerrará la rama superior del articulador. El cierre de la rama debe ser hasta que esta apoye perfectamente sobre la barra horizontal del arco facial. Es importante mantener esta posición hasta el completo fraguado de la escayola (la escayola expande durante el fraguado). Una vez fijado el modelo superior, se procederá a dejar bien unido el modelo a la pletina de forma limpia y estética. Muy importante, siempre se debe trabajar con el articulador bien limpio.

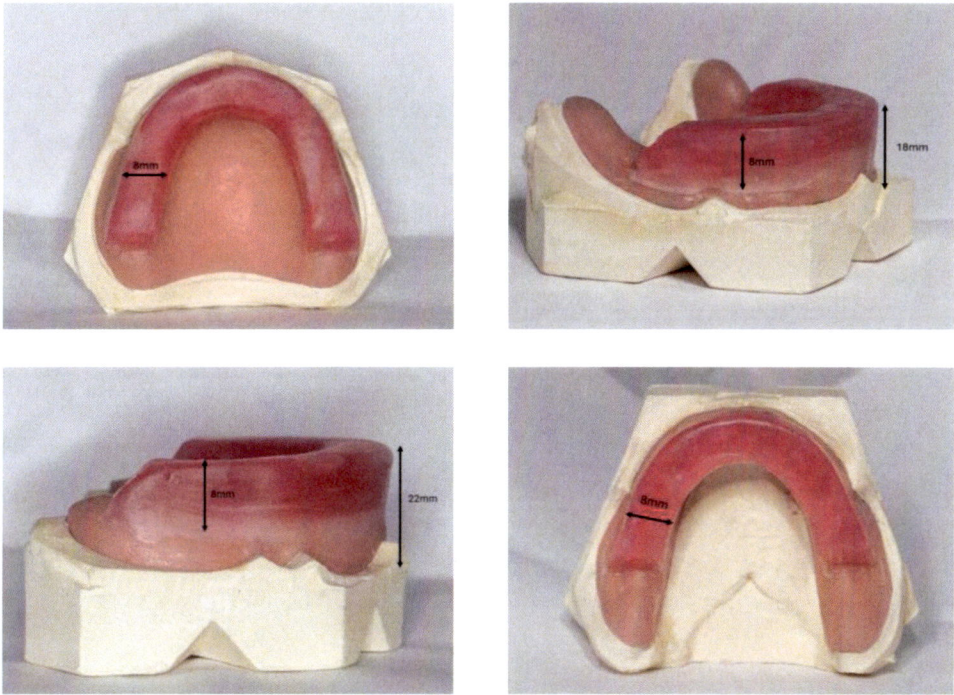

Fig. 13. Secuencia de imágenes de las medidas de los rodetes de cera (para este modelo de simulación)

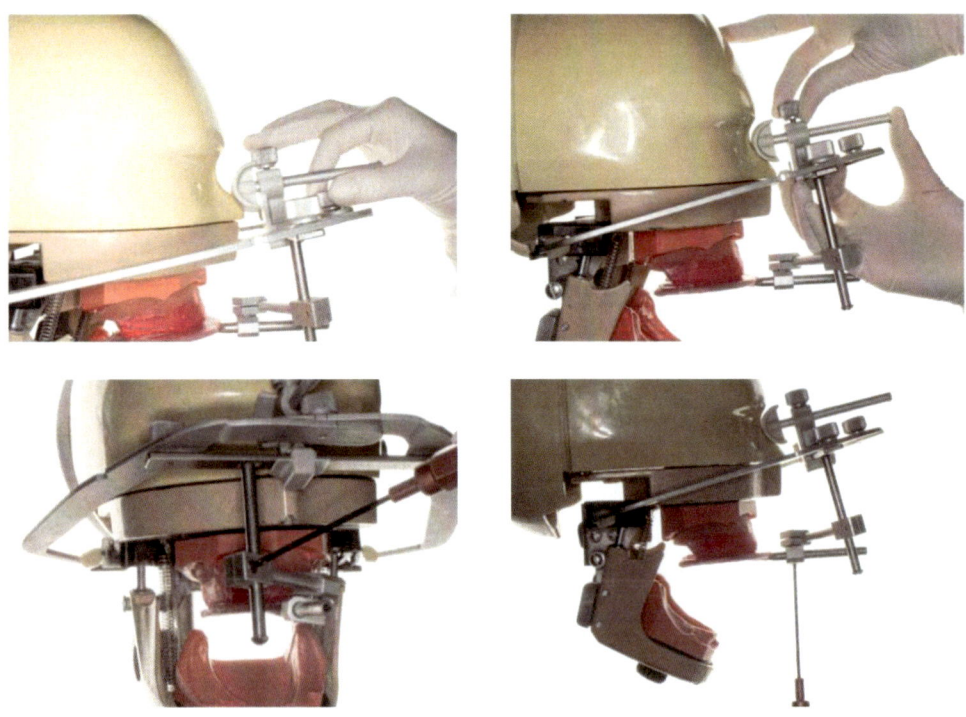

Fig. 14. Secuencia de imágenes de la toma del arco facial en el modelo de simulación

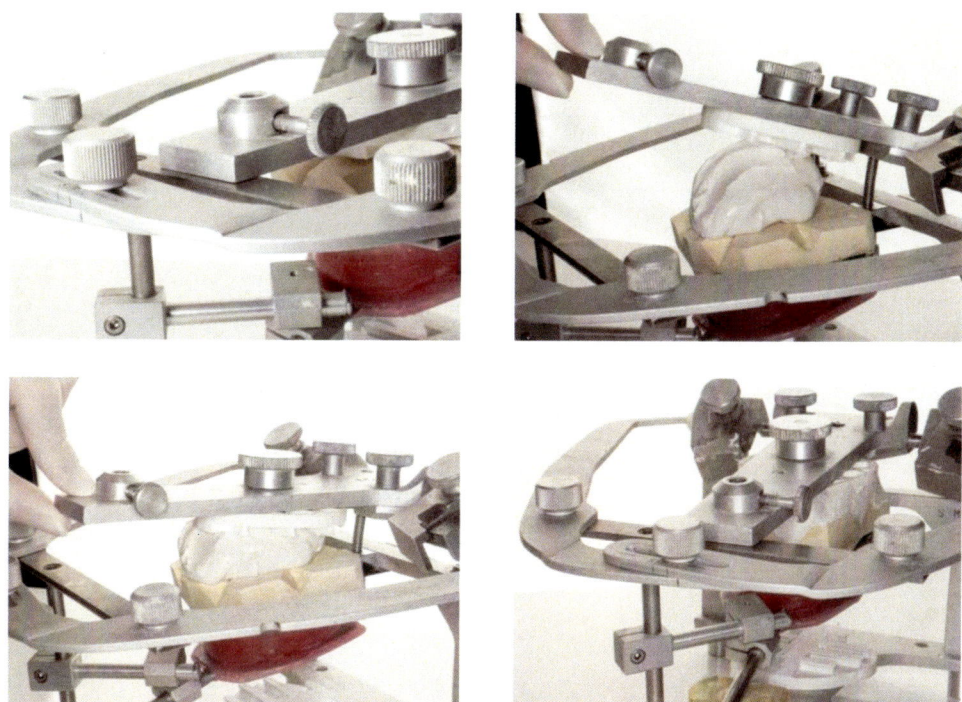

Fig. 15. Secuencia de imágenes del montaje del modelo maxilar en el articulador

PRÓTESIS TOTAL REMOVIBLE

PRÁCTICA 4. CONFECCIÓN RODETES ARTICULARES. REGISTROS INTERMAXILARES. MONTAJE DEL MODELO INFERIOR EN EL ARTICULADOR.

OBJETIVO: Mediante el empleo de las planchas base confeccionadas y sus rodetes de articulación, se procederá a realizar el registro intermaxilar en la posición de relación céntrica (RC) instrumental (la que tiene el modelo de simulación). El objetivo es poder trasladar el modelo de estudio inferior al articulador semiajustable.

TRABAJOS A EVALUAR:

- RODETES DE CERA EN PLANCHA SUPERIOR E INFERIOR
- ORIENTACIÓN DEL PLANO OCLUSAL SUPERIOR
- REGISTRO INTERMAXILAR EN RC
- MONTAJE EN ARTICULADOR DEL MODELO INFERIOR

MATERIAL NECESARIO:

- Articulador semiajustable con el modelo superior montado y pletina de montaje
- Planchas base confeccionadas
- Cera tipo climas cálidos
- Mechero de alcohol y encendedor
- Espátula de cera
- Cera de pegar
- Pie de rey y/o regla 15-20 cm de plástico
- Calentador de agua
- Cuchillete X-acto o similar
- Taza y espátula de escayola
- Escayola de fraguado rápido
- Plano de Fox
- Espátula formadora de rodetes de cera o rasqueta metálica de pintor ancha

DESARROLLO:

REGISTROS INTERMAXILARES: Con la otra plancha base superior y la inferior tomaremos estas relaciones en el simulador. Lo primero será orientar el plano oclusal del maxilar, de manera que sea paralelo al plano de Camper (porio-espinal) y a la línea bipupilar. Para ello se utilizará el plano de Fox y una regla convencional. Hasta que este paralelismo se consiga, se habrá de añadir o quitar cera, pero el resultado deberá ser un plano en el rodillo de cera (sin muescas ni irregularidades). La altura del rodillo superior, desde frontal, nos la dará, en el simulador de laboratorio, la medida estándar (22 mm) (en clínica la da el borde del labio superior). Seguidamente, tomaremos la dimensión vertical (DV), esta será de 70 mm para este simulador en concreto, y se tomará como puntos de referencia los indicados por los profesores. Para ello se deberá preparar el simulador mediante una llave de montaje (este paso lo realizan los profesores de prácticas) con los cóndilos en RC. Una vez preparado el simulador, se medirá la DV con la llave y se retendrá la medida, se sustituirá la llave por las planchas con los rodillos y se quitará o añadirá cera al rodete inferior (nunca del superior, que ya estará orientado) hasta que la DV esté 1-2 mm por encima de la DV en oclusión (la anteriormente anotada, 70 para este simulador). Se retirará la plancha inferior, se atemperará con agua caliente y se reposicionará en su modelo de simulación. Se irá cerrando suavemente, deformando la cera caliente del rodete inferior contra el superior, hasta llegar a la DV en oclusión, que comprobaremos con el pie de rey. Entonces se realizarán unas marcas en los laterales de los rodillos relacionados, a la altura de premolares y molares, que servirán para poder relacionarlos fuera "de boca". Se marcarán también las líneas de referencia, línea media y las líneas aproximadas de los caninos. En clínica, estas referencias son obligatorias y condicionan la línea media facial y la bisectriz del ángulo que forma la aleta nasal con el surco nasogeniano. En un paciente real deberemos añadir también las líneas de la sonrisa, con la curva del labio, y del reposo labial.

TRANSFERENCIA DEL MODELO INFERIOR AL ARTICULADOR: Una vez montado el superior, se colocará la pletina de montaje inferior y se dará la vuelta al articulador con el pin incisal a cero. Sobre el modelo superior se posicionará la plancha base, y sobre esta, gracias a las marcas realizadas en los rodillos de cera, se colocará la plancha base inferior. Se encajará el modelo inferior en su plancha y se comprobará que, al cerrar el articulador (hasta que toque el pin incisal con la mesita incisal), queda espacio para la escayola. Si es así, se batirá la escayola rápida y se añadirá al zócalo humedecido. Se cerrará el articulador y se esperará al completo fraguado. Si no hubiera espacio suficiente para la escayola o no fuera posible cerrar el articulador, procederíamos a quitar la escayola de la base del zócalo del modelo inferior hasta conseguir el espacio adecuado para su montaje. Una vez fijado el modelo inferior, se procederá a dejarlo bien unido y aseado.

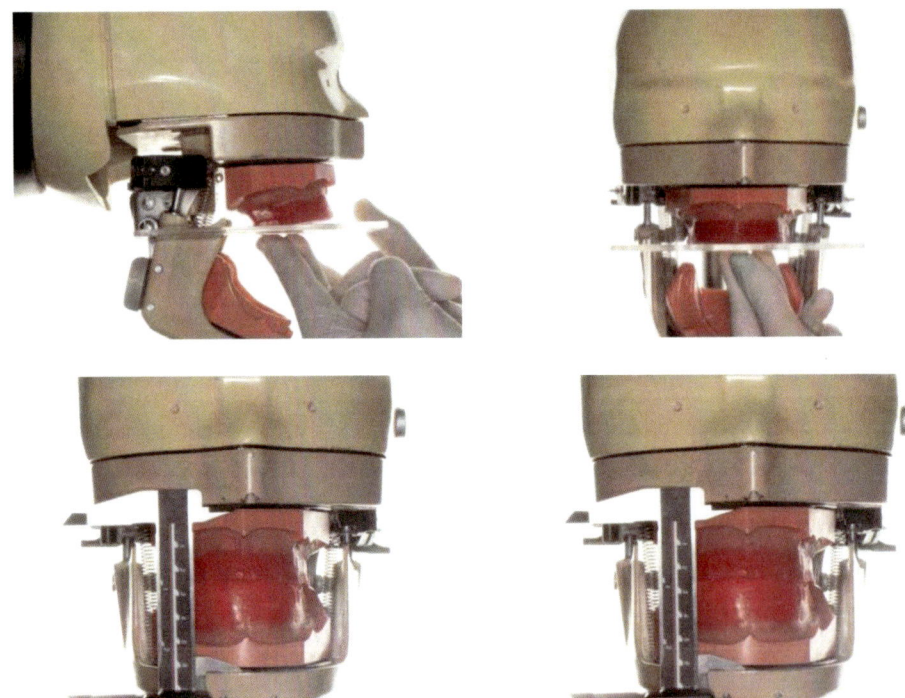

Fig. 16. Secuencia de imágenes de la orientación del plano de Fox y la dimensión vertical (en este modelo de simulación)

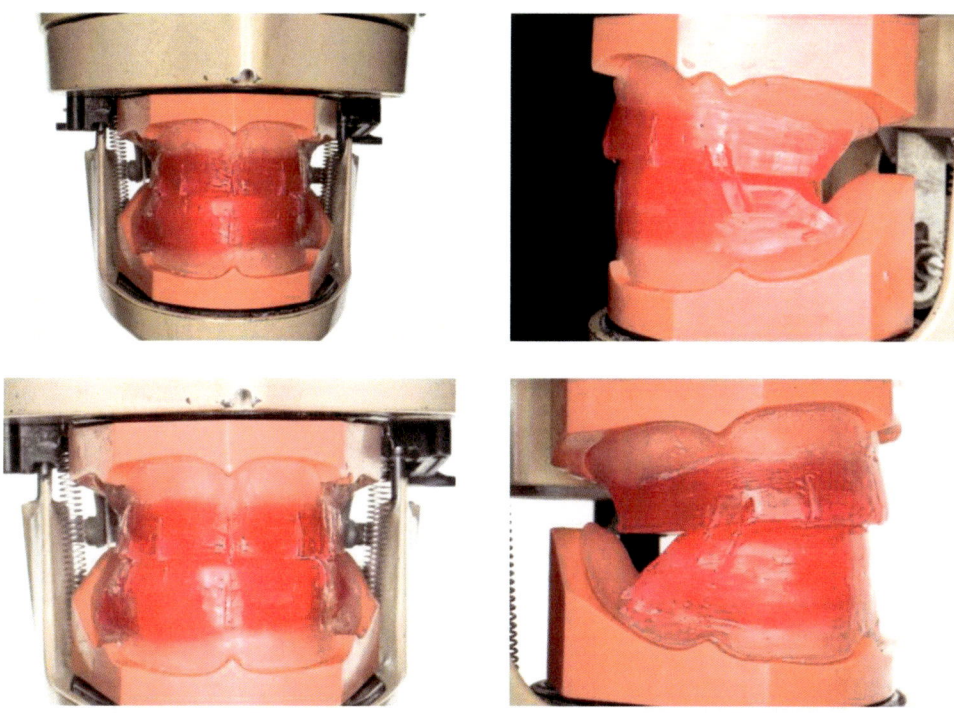

Fig. 17. Secuencia de imágenes de la toma de relaciones intermaxilares en el modelo de simulación

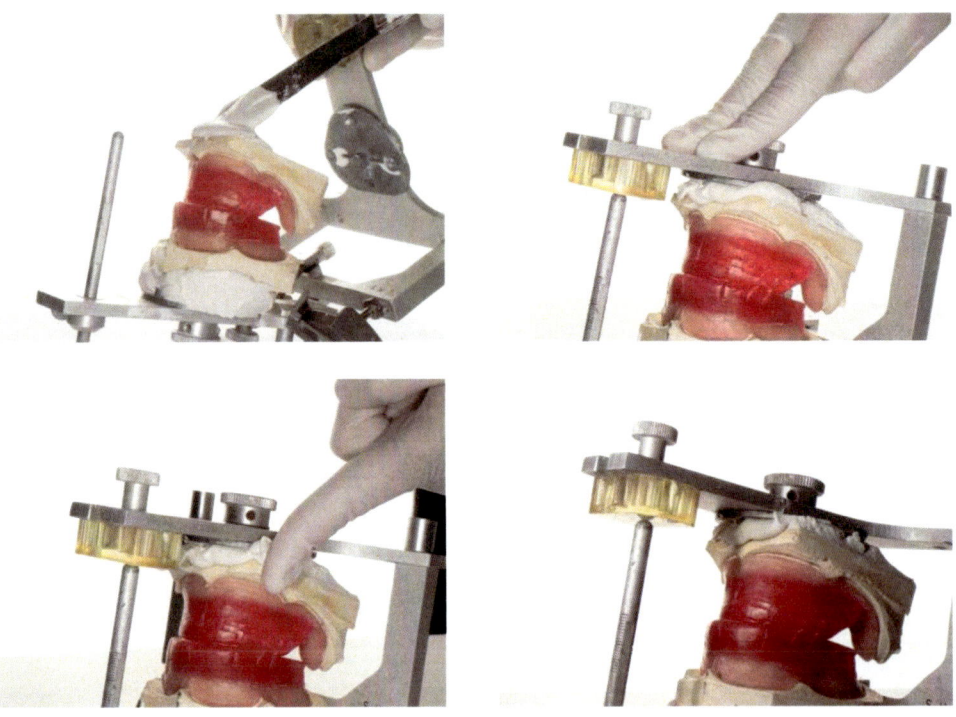

Fig. 18. Secuencia de imágenes del montaje del modelo mandibular en el articulador

PRÓTESIS TOTAL REMOVIBLE

PRÁCTICA 5. MONTAJE DE DIENTES SUPERIORES ANTERIORES.

OBJETIVO: Montaremos dientes anteriores de canino a canino de la prótesis completa superior que estamos realizando, para familiarizarnos con la manipulación de la cera, los dientes artificiales y los criterios estéticos.

TRABAJOS A EVALUAR:

- COLOCACIÓN DE LOS DIENTES
- ESTÉTICA DE LOS DIENTES
- ENCERADO FRENTE ANTERO-SUPERIOR

MATERIAL NECESARIO:

- Dientes de tablilla de canino a canino superior
- Modelos de escayola y planchas base con rodillos de cera montados en el articulador
- Espátula de cera
- Espátulas especiales de encerado (cola de castor)
- Cuchillete X-Acto o similar
- Cera climas cálidos
- Mechero de alcohol y encendedor
- Papel de articular

DESARROLLO

A partir de los modelos montados en el articulador, y con el programado del mismo en valores estándar, se realizará el montaje de los dientes de canino a canino en la arcada superior Una vez montados los dientes, se terminará haciendo el encerado de los aspectos vestibulares y linguales. Se debe tener especial cuidado en conseguir una correcta adhesión de los dientes a las planchas para evitar posteriores movimientos y caídas durante los procedimientos siguientes (toma de impresiones, etc.).

SISTEMÁTICA DE MONTAJE: Se aconseja repasar las clases de teoría que se han impartido sobre este tema. Los dientes anteriores del maxilar superior se colocarán en relación con el rodillo de oclusión inferior. Se desmontará el rodete de cera superior y se colocará una fina capa de cera para que se pegue el talón de los dientes. Se montarán primero los incisivos centrales, coincidiendo sus caras mesiales en la línea media, y su borde incisal al mismo nivel que el plano oclusal del rodete de cera inferior. A continuación, se montarán los incisivos laterales, un poco más inclinados que los centrales, pero su borde incisal no tocará el plano del rodillo inferior. Los caninos tendrán una inclinación más acentuada, sí tocarán el plano del rodete inferior y deberán cambiar la dirección de la arcada de forma que de frente sólo se vea la cara mesial. Una vez montado el frente anterior superior habrá que encerar esta zona dejando el montaje lo más estético y limpio posible.

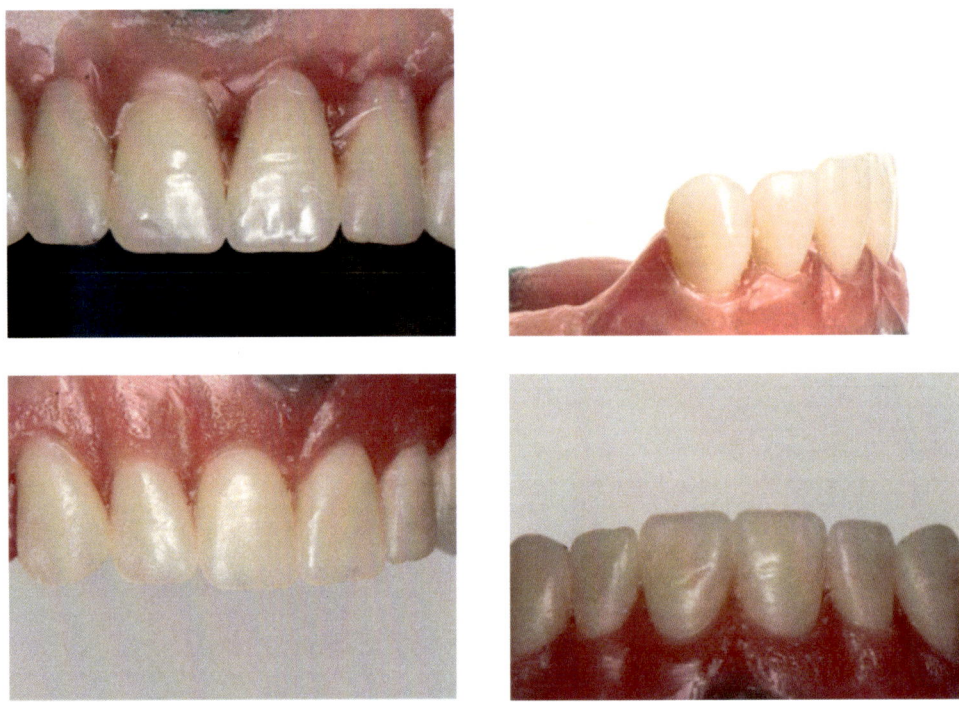

Fig. 19. Secuencia de imágenes del montaje del montaje de dientes anterosuperiores

PRÓTESIS TOTAL REMOVIBLE

PRÁCTICA 6. SELLADO PERIFÉRICO Y TOMA DE IMPRESIÓN DEFINITIVA.

OBJETIVO: Una vez hecho el montaje de dientes se realizará la toma de la impresión definitiva en el modelo de simulación previa realización del sellado periférico

TRABAJOS A EVALUAR:

- SELLADO PERIFÉRICO CON GODIVA VERDE
- IMPRESIÓN DEFINITIVA CON POLISULFURO

MATERIAL:

- Plancha superior con el montaje de dientes
- Pieza de mano
- Fresas de pieza de mano de recortar resina
- Cuchillete y tijeras
- Godiva verde en barras
- Material de impresión: POLISULFURO REGULAR
- Adhesivo para polisulfuros
- Espátula de mezcla para elastómeros
- Bloque de papel de mezcla
- Mechero de alcohol y encendedor

DESARROLLO:

SELLADO PERIFÉRICO: Se cogerá la plancha en donde hemos realizado el montaje de dientes, se recortará aproximadamente 2 mm de la periferia, dejando la plancha a nivel de la segunda línea dibujada en el diseño. Se irán incorporando bandas cortas de godiva verde en estado plástico (caliente) a lo largo del borde de las planchas y efectuando una adaptación sobre los modelos de simulación previamente envaselinados, de manera que la godiva ocupe el espacio de 2 mm y tenga la forma redondeada de fondo del vestíbulo. Habrá que evitar que la godiva invada el espacio tisular de la plancha base, la cara interna de la plancha base. La manipulación de la godiva verde será mediante calentamiento, acercando (sin tocar) las barras a la llama del mechero de alcohol, consiguiendo un estado plástico que permita su manipulación (cuidado: la godiva demasiado caliente se quema y se desnaturaliza).

IMPRESIONES DEFINITIVAS: Tras utilizar un separador (vaselina) en el modelo de simulación, se colocará el adhesivo específico en la plancha base. Cuando haya secado, se dosificará y batirá el material de impresión siguiendo las instrucciones del fabricante. Se deberá conseguir un cilíndro de material de impresión de la misma longitud en la base y el catalizador. El espatulado de ambos componentes tendrá que ser enérgico, mezclando las pastas hasta que no aparezcan estrías de distinto color (blanco y/o marrón), se cargará la plancha base y se llevará sobre el modelo de simulación con la suficiente presión para que el material cubra todo el modelo sin llegar a tocar la plancha y sin que aparezcan burbujas. El polisulfuro (Permlastic Regular®) según el fabricante, un tiempo de mezclado de 1 minuto, otro minuto para la manipulación durante el cargado de la plancha o cubeta, 3 minutos para realizar las maniobras de inserción en la boca y la funcionalización (en este caso no se hará) y entre 7-10 minutos de fraguado en la boca. Si se retira antes la impresión, se puede producir un fraguado imperfecto que ocasione problemas en la calidad del modelo definitivo. En el caso de que aparezca alguna imperfección mínima, y a criterio del profesor, esta impresión con polisulfuro se podrá rebasar con el mismo material para corregir dicho defecto. Se pondrá una pequeña cantidad de polisulfuro siendo la cantidad mínima para rellenar el hueco. Se llevará la impresión de nuevo al modelo de simulación y se apretará fuerte para que no se produzcan escalones entre el primer y segundo material de las dos impresiones. A modo de consejo, y dado que en esta práctica no se vacían las impresiones, hay que decir que el material de polisulfuro se puede conservar algo más de tiempo que el alginato sin estar en ambiente húmedo, pero es conveniente vaciarlo lo antes posible.

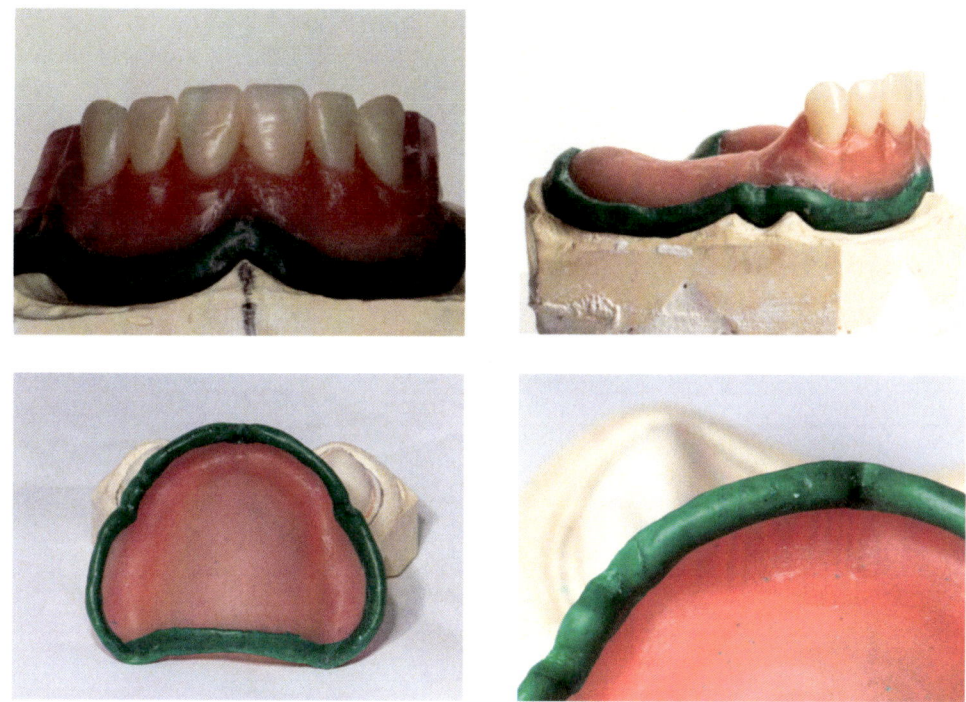

Fig. 20. Secuencia de imágenes de la confección del sellado periférico

PRÓTESIS PARCIAL REMOVIBLE

PRÁCTICA 1. IMPRESIONES DE MODELOS PARCIALMENTE DESDENTADOS. VACIADO Y ZOCALADO.

OBJETIVO: Mediante la duplicación de modelos de simulación que representan las distintas Clases de Kennedy, los alumnos tomarán impresiones y las vaciarán con escayola tipo III para, posteriormente, paralelizar y diseñar una Prótesis Parcial Removible (PPR).

TRABAJOS A EVALUAR:

- IMPRESIÓN DE ALGINATO DE MODELO (1er CASO)
- IMPRESIÓN DE ALGINATO DE MODELO (2º CASO)
- VACIADO Y ZOCALADO DE AMBAS IMPRESIONES

MATERIAL:

Modelos de simulación de procesos alveolares parcialmente desdentados, uno superior y otro inferior.

- Cubetas estándar surtidas para dentados
- Cera *periphery*
- Taza y espátula de alginato
- Alginato, con sus correspondientes dosificadores
- Taza y espátula para batir escayola
- Escayola tipo III
- Zocaladores de goma
- Vaselina
- Pincel
- Lápices o rotuladores indelebles de dos colores de punta fina

DESARROLLO: Se procederá a estudiar el modelo de simulación analizando la morfología de los aspectos anatómicos que reproducen.

TOMA DE IMPRESIONES: Se buscará la cubeta estándar que más se adecue a los modelos, si fuera necesario se adaptará las cubetas mediante la utilización de cera *periphery*. Como es habitual, se colocará un material separador para evitar adhesiones del alginato a los modelos de simulación (agua jabonosa, vaselina, etc.). Una vez elegida y adaptada la cubeta, se procederá a la preparación del material de impresión, que será alginato. Se obtendrá mediante la utilización de los dosificadores la cantidad necesaria de polvo de alginato (normalmente dos dosis) y de agua (dos dosis), se colocará en la taza de alginato el polvo y luego se incorporará el agua (siempre respetando las dosis y tiempos de mezcla y fraguado que indica el fabricante). Se realizará un mezclado enérgico del material apretando el mismo contra las paredes de la taza. Una vez conseguida la mezcla, se incorpora el material de impresión a la cubeta (normalmente se empieza por la inferior), se dispondrá una cantidad uniforme de material que rellene toda la cubeta y se procederá a la toma de la impresión del modelo de simulación. La forma en cómo se incorpora la cubeta con el material es normalmente de detrás del modelo hacia delante, haciendo una presión uniforme recubriéndolo en su totalidad. En el caso de las impresiones de pacientes parcialmente desdentados (en este caso de los modelos de simulación) es necesario obtener una impresión de la totalidad de los aspectos anatómicos (dientes remanentes, procesos alveolares, frenillos, paladar, trígonos retromolares, tuberosidades...) y obtener una impresión libre de defectos y de burbujas o socavados. Hay que saber distinguir en el modelo parcialmente desdentado que zonas son críticas para la toma de impresión. Se aconseja hacer, con el dedo mojado, un surco en el material de impresión antes de incorporarlo al modelo de simulación para que se produzca un mejor recubrimiento del mismo. Una vez pasado el tiempo de fraguado, la impresión con su cubeta se retirará del modelo de simulación. Las impresiones de alginato NO se pueden rebasar.

VACIADO DE LAS IMPRESIONES: Las impresiones de alginato deben ser vaciadas de forma inmediata o en su caso, si se necesita demorar un poco (no más de 30 minutos), se puede conservar envueltas en una servilleta húmeda (empapada en agua). Una vez obtenidas las impresiones se procederá a su vaciado con escayola tipo III. Para ello se utilizará la taza de escayola donde realizaremos la dosificación del material siguiendo las proporciones de mezcla establecidas por el fabricante. Una vez mezclado el material se incorporará sobre la impresión utilizando para ello el vibrador de escayola que minimiza la aparición de burbujas. Se recubrirá toda la impresión obteniendo un modelo robusto que impida la rotura del mismo cuando separemos la escayola de la impresión. Se esperará hasta el completo fraguado de la escayola y una vez completado se separará de la impresión.

ZOCALADO: Una vez separado se procederá a la realización del zocalado (sólo zocalado, NO *split-cast*) de los modelos. Para ello se utilizarán los formadores de modelos o zocaladores de goma.

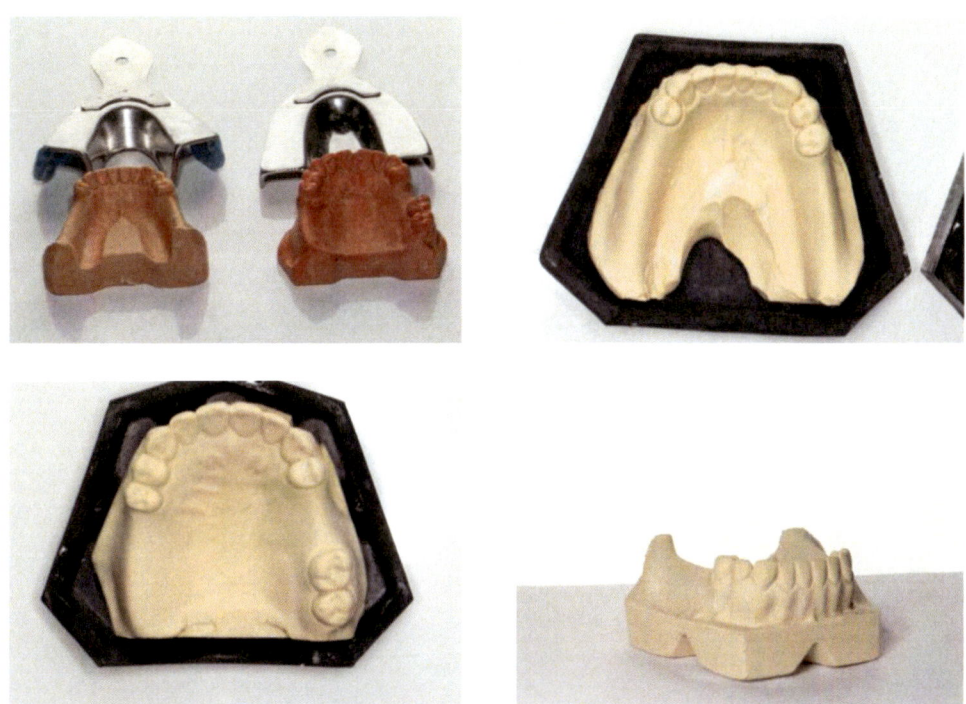

Fig. 21. Secuencia de imágenes de los modelos parcialmente desdentados

PRÓTESIS PARCIAL REMOVIBLE

PRÁCTICA 2. DISEÑO Y PREPARACIÓN DENTAL DE LOS CASOS.

OBJETIVO: El alumno realizará, sobre papel, un primer diseño teórico y estudiará las características de los modelos de estudio de sus casos. Para ello se empleará el paralelizador, marcando sobre el modelo todos los parámetros de interés para el mismo, tales como los ecuadores protéticos de los dientes pilares, grado de retención, los planos guía a preparar, la situación de lechos oclusales y/o cingulares, etc.

TRABAJOS A EVALUAR:

- DISEÑO DE LA PRÓTESIS PARA EL PRIMER CASO
- DISEÑO DE LA PRÓTESIS PARA EL SEGUNDO CASO
- PARALELIZACIÓN DEL PRIMER CASO
- PARALELIZACIÓN DEL SEGUNDO CASO
- PREPARACIÓN DE LOS PILARES DEL PRIMER CASO

MATERIAL:

- Dos modelos de escayola parcialmente desdentados, cada uno de una Clase de Kennedy
- Portaminas
- Paralelizador
- Pieza de mano
- Fresa de pieza de mano de bola de aproximadamente 2 mm
- Fresa de pieza de mano de fisura (paredes paralelas)
- Fresas de pieza de mano de recortar resina
- Goma de pulir para pieza de mano
- Cuchilletes y hojas variadas.
- Papel

DESARROLLO: La práctica comenzará realizando, sobre papel, el diseño aproximado para solucionar el caso de edentación mediante una prótesis parcial removible (PPR), aplicando todos los conocimientos que sobre el diseño ya se han desarrollado en el bloque teórico. A continuación, se hará una demostración por parte del profesor de cómo se hace una paralelización en modelo de escayola. Los alumnos se distribuirán en grupos y procederán a paralelizar dos de los modelos que han obtenido en las prácticas anteriores. Se procederá a posicionar el modelo de escayola sobre el paralelizador y comprobar, tras el estudio del mismo, que el diseño propuesto es realizable. Se marcarán todas aquellas zonas de interés para realizar las preparaciones necesarias (lechos oclusales y cingulares, planos guía, etc.). Una vez realizada la paralelización, el alumno preparará los modelos de escayola siguiendo lo trazado en el estudio anterior, desgastando la escayola piedra con pieza de mano y/o manualmente mediante cuchillete.

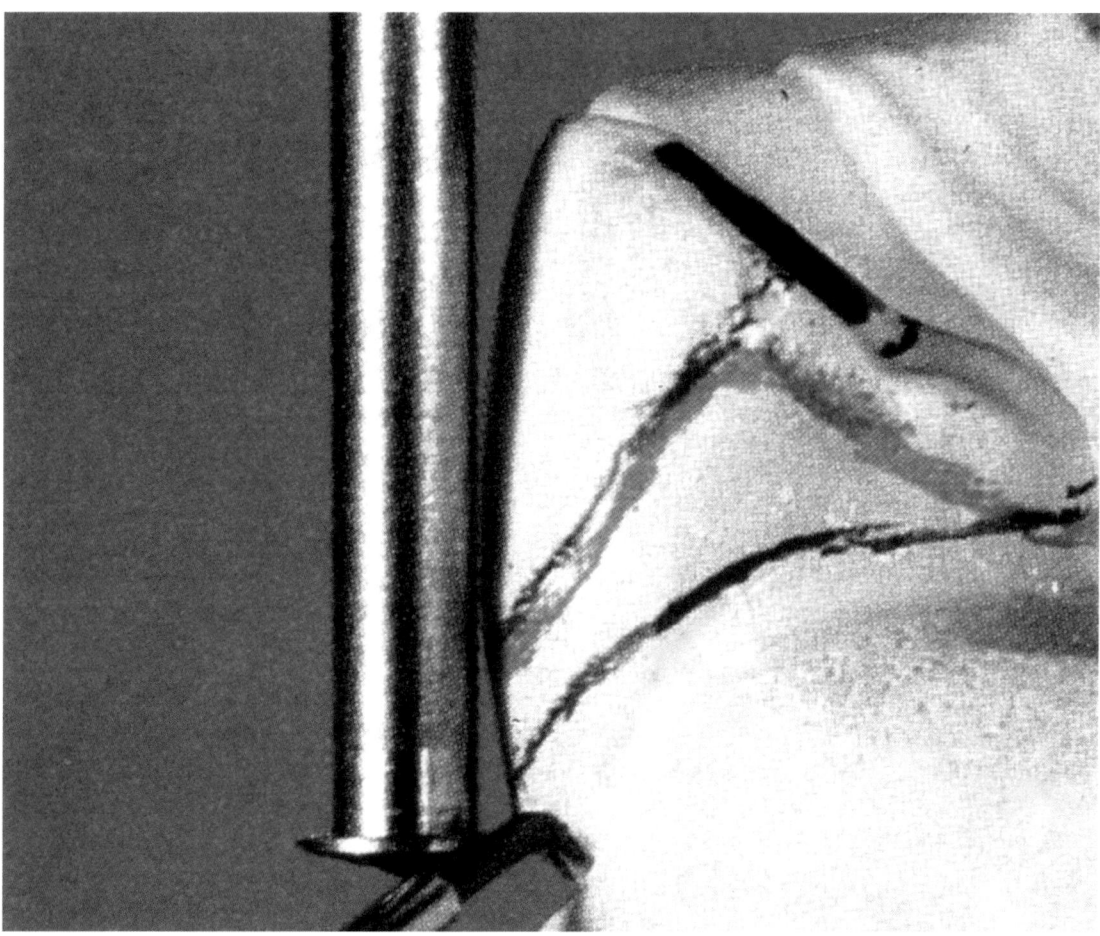

Fig. 22. Imagen de un paralelizador sobre un modelo de escayola

PRÓTESIS PARCIAL REMOVIBLE

PRÁCTICA 3. CUBETA INDIVIDUAL E IMPRESIÓN DEFINITIVA. VACIADO Y ZOCALADO.

OBJETIVO: Siguiendo el diseño propuesto, y una vez realizadas las preparaciones previstas en el estudio en el paralelizador, finalmente, se tomará impresión, con una cubeta individual preparada al efecto, con elastómeros de la arcada preparada, se vaciará y zocalará.

TRABAJOS A EVALUAR:

- ELABORACIÓN DE CUBETA INDIVIDUAL DEL PRIMER CASO
- IMPRESIÓN DEFINITIVA DEL PRIMER CASO
- VACIADO Y ZOCALADO DE LA IMPRESIÓN DEL PRIMER CASO

MATERIAL:

- Dos modelos de escayola parcialmente desdentados, cada uno de una Clase de Kennedy
- Espátula de cera
- Cera de climas cálidos
- Calentador de agua
- Mechero de alcohol. y encendedor
- Tijeras de punta fina
- Resina fotopolimerizable para cubeta individual
- Material de impresión elastomérico
- Espátula para elastómeros.
- Pieza de mano y fresas para resina acrílica
- Taza y espátula para escayola
- Zocaladores.
- "Horno" de fotopolimerización
- Cuchillete

DESARROLLO:

ELABORACIÓN DE CUBETA INDIVIDUAL: La cubeta individual se elabora siguiendo los siguientes pasos:

Se calentará una lámina de cera de tipo climas cálidos en agua caliente y se adaptará sobre el modelo preparado hasta el fondo de vestíbulo, incluyendo partes dentadas y desdentadas. Una vez adaptada la cera, se realizarán dos perforaciones a nivel anterior y otras dos a nivel posterior, a ambos lados del modelo sobre la arcada, de manera que sea visible la escayola del modelo. Se colocarán a la altura de caninos y primeros o segundos molares. Su forma será cuadrangular con las paredes verticales para permitir un apoyo de superficie, no una punta aguda. Aproximadamente, medirán unos 2 ó 3 mm de lado.

Tras aplicar una fina capa de aislante (por ejemplo vaselina), cogeremos una plancha de resina fotopolimerizable (que debe de conservarse fuera de la luz). Se retirará una pequeña cantidad con la que se rellenarán los cuatros agujeros que se hicieron en la cera. Seguidamente, se adaptará la plancha sobre el modelo que tiene a su vez perfectamente adaptada la capa de cera, desde el centro hacia la periferia dando forma a la cubeta de manera que se extienda hasta el fondo de vestíbulo y se adapte perfectamente sobre el modelo con espesor uniforme. Se llevará el material hasta el fondo de vestíbulo con una ligera presión de los dedos, y se recortarán los excesos (tijeras afiladas o cuchillete/bisturí), que se reservarán para hacer el mango de la cubeta individual. Hay que tener cuidado en no afinar excesivamente la capa de resina al adaptarla con los dedos, pues quedaría una cubeta demasiado fina. Se trabajarán con los dedos los excesos de resina que se obtuvieron para darles forma de mango, se unirán a la plancha de manera que su forma respete a los labios. Entonces se introducirá todo el conjunto (cubeta con su mango) en el "horno" de fotopolimerización y se mantendrá por un tiempo de 3 minutos. Una vez fraguado se separará la cubeta del modelo y se comprobará el total endurecimiento del material, por dentro y por fuera de la misma. Recortaremos la cubeta con la pieza de mano, respetando los márgenes y se pulirán los bordes hasta conseguir un borde redondeado no cortante y atraumático. Se eliminará la lámina de cera. Esta maniobra se efectuará con la pieza de mano del laboratorio, fresas de pulido y gomas para resina. Se limpiará con alcohol. La cubeta deberá ser evaluada por el profesorado, siendo fundamental que se adapte perfectamente sobre el modelo.

IMPRESIÓN DEFINITIVA: Una vez obtenida la cubeta individual procederemos a tomar la impresión definitiva con elastómeros. Primero aplicaremos el adhesivo al interior de la cubeta, recordando pincelar también los bordes donde se sitúa el fondo de vestíbulo, la capa tiene que ser fina, evitando acúmulos de adhesivo. Secaremos con aire y procederemos a la mezcla del material definitivo. Se dosificarán en la hoja de mezcla dos cilindros (base y catalizador) con la misma longitud y diámetro homogéneo. La mezcla se realizará en 45-60 segundos siendo homogénea, sin trazas blancas. Se cargará la cubeta individual y se posicionará de atrás a adelante en el modelo. Una vez fraguado (10 min), se retirará la impresión para su posterior vaciado en escayola y zocalado.

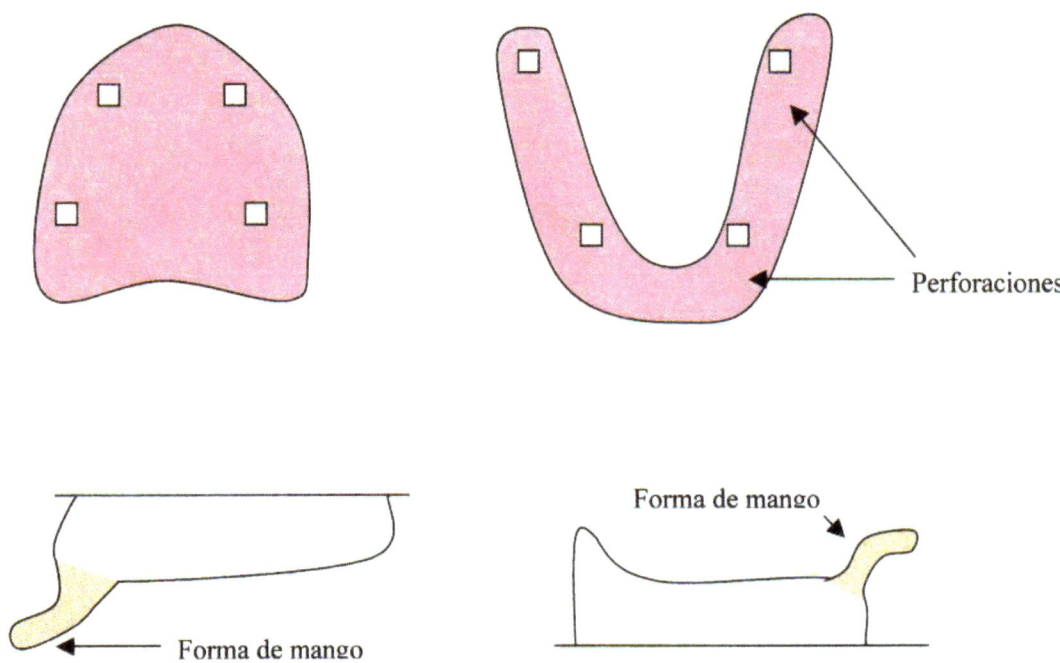

Fig. 23. Secuencia de imágenes de la confección de la cubeta individual (esquema)

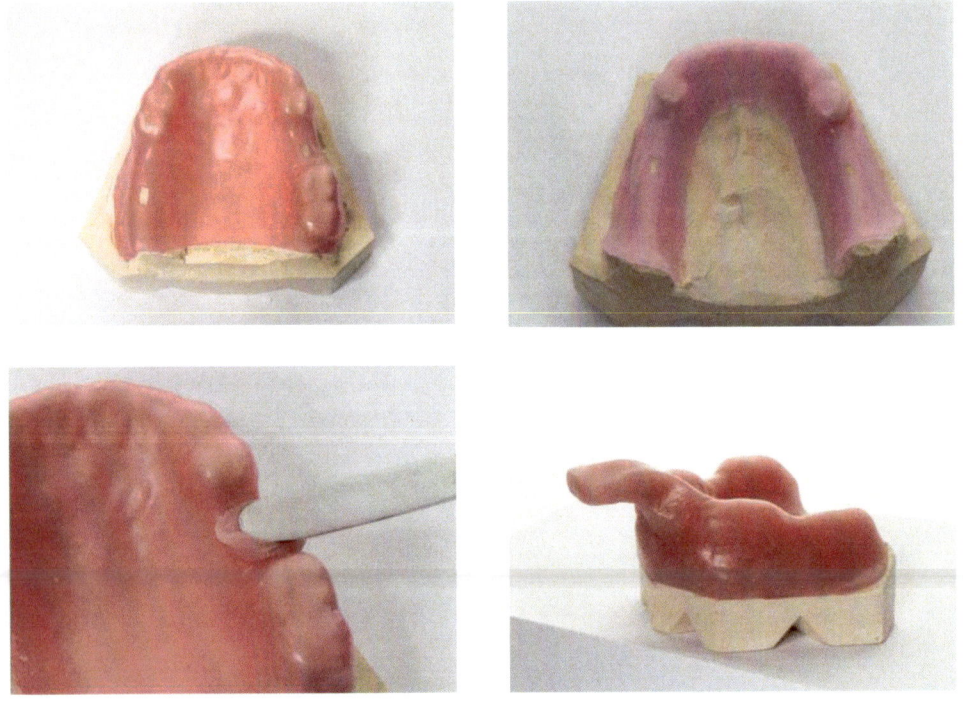

Fig. 24. Secuencia de imágenes de la confección de la cubeta individual (confección)

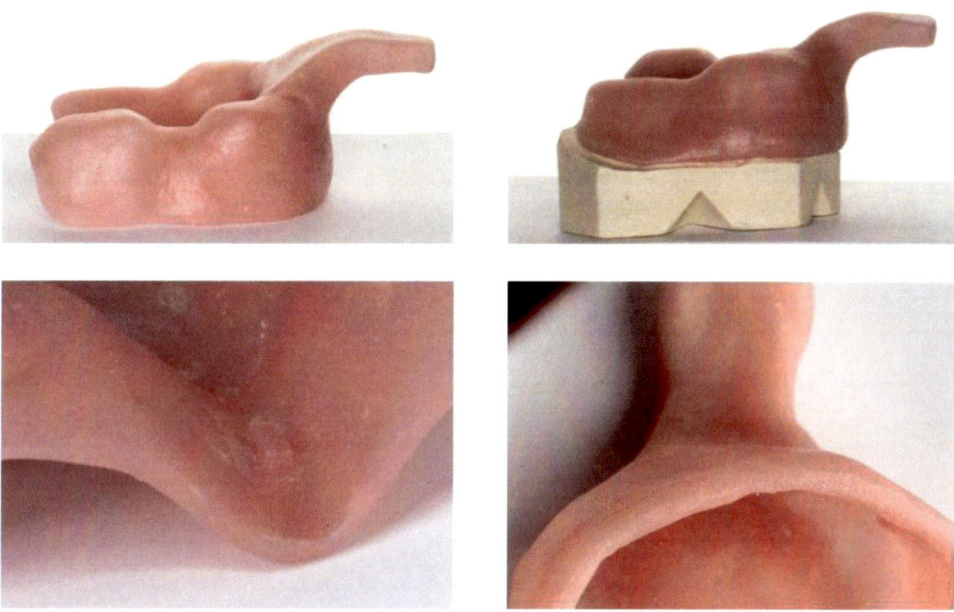

Fig. 25. Secuencia de imágenes de la confección de la cubeta individual (elaboración del mango y pulido)

DIGITAL Y PRÓTESIS SOBRE IMPLANTES

PRÁCTICA 1. ESCANEADO INTRAORAL. PLANIFICACIÓN DIGITAL DE LA SONRISA.

OBJETIVO: El alumno realizará un escaneado de un modelo impreso mediante el uso de un escáner intraoral (IOS). El alumno realizará también una planificación digital de la sonrisa en su ordenador, con un caso proporcionado a través del aula virtual.

TRABAJOS A EVALUAR:

- IMPRESIÓN DIGITAL IOS
- PLANIFICACIÓN DIGITAL DE LA SONRISA

MATERIAL:

- Modelos impresos
- Escáner intraoral
- Ordenador portátil

DESARROLLO: La práctica consiste en realizar, por un lado, la impresión digital, por turnos, de un modelo impreso con el uso de un escáner intraoral, siguiendo los protocolos de escaneado descritos en la teoría. Por otro lado, los alumnos realizarán una planificación digital de sonrisa sobre un caso clínico y una serie de imágenes facilitadas a través del aula virtual. Los pasos a seguir consistirán en la orientación de las fotografías según la línea bipupilar, solapando las imágenes mediante la herramienta de opacidad dentro de una presentación de Power Point o Keynote. Una vez orientadas las imágenes según la línea bipupilar, se trazará la línea media facial, se valorará la exposición del incisivo central superior en reposo acorde a la edad y sexo del paciente, la curva de la sonrisa y el tipo de la misma y por último la proporción dental del incisivo central superior y del conjunto de dientes anterosuperiores, diseñando así la maqueta ideal individualizada de sonrisa para el paciente en concreto.

DIGITAL Y PRÓTESIS SOBRE IMPLANTES

PRÁCTICA 2. PRÓTESIS SOBRE IMPLANTES. RECONOCIMIENTO DE ADITAMENTOS.

OBJETIVO: Reconocer distintos componentes de la prótesis que se realiza sobre implantes, tanto en prótesis fija como en prótesis removible.

TRABAJOS A EVALUAR:

- RECONOCIMIENTO DE LOS DISTINTOS COMPONENTES DE UNA PRÓTESIS SOBRE IMPLANTES.

MATERIAL:

El material necesario para la realización de esta práctica se proporcionará al alumno en el laboratorio, si fuese necesario que el alumno aporte algún tipo de material se le comunicará con anterioridad a la misma.

DESARROLLO: El alumno se familiarizará con los componentes prostodóncicos utilizados para el tratamiento de prótesis fija y removible sobre implantes. Se proyectará un video en el que se explicará qué es cada aditamento y cómo se utilizan los distintos componentes de las prótesis sobre implantes. Una vez visto el video, los alumnos procederán a manipular componentes según las indicaciones de los profesores.

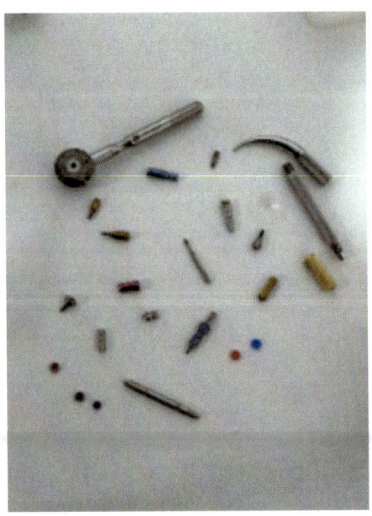 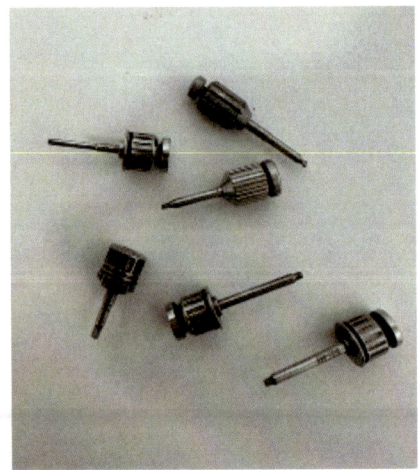

Fig. 26. Secuencia de imágenes de aditamentos empleados en prótesis sobre implantes

BIBLIOGRAFIA

<u>OCLUSIÓN</u>

1. IMPRESIONES PRELIMINARES DE ALGINATO. MODELOS DE ESTUDIO. ZOCALADO. REALIZACIÓN DE *SPLIT-CAST* SUPERIOR.

- Dawson P. Evaluación, diagnóstico Y tratamiento de los problemas oclusales. la ed. española de la 2ª ed. en inglés. 1991. Barcelona. Salvat Editores.

- Burzynski JA, Firestone AR, Beck FM, Fields HW Jr, Deguchi T. Comparison of digital intraoral scanners and alginate impressions: Time and patient satisfaction. Am J Orthod Dentofacial Orthop. 2018 Apr;153(4):534-541. doi: 10.1016/j.ajodo.2017.08.017.

- Cervino G, Fiorillo L, Herford AS, Laino L, Troiano G, Amoroso G, Crimi S, Matarese M, D'Amico C, Nastro Siniscalchi E, Cicciù M. Alginate Materials and Dental Impression Technique: A Current State of the Art and Application to Dental Practice. Mar Drugs. 2018 Dec 29;17(1):18. doi: 10.3390/md17010018.

- Rudd KD, Morrow RM, Strunk RR. Accurate alginate impressions. J Prosthet Dent. 1969 Sep;22(3):294-300. doi: 10.1016/0022-3913(69)90192-9.

- Hussain MW, Chaturvedi S, Naqash TA, Ahmed AR, Das G, Rana MH, Abdelmonem AM. Influence of time, temperature and humidity on the accuracy of alginate impressions. J Ayub Med Coll Abbottabad. 2020 Oct-Dec;32(Suppl 1)(4):S659-S667.

- Demajo JK, Cassar V, Farrugia C, Millan-Sango D, Sammut C, Valdramidis V, Camilleri J. Effectiveness of Disinfectants on Antimicrobial and Physical Properties of Dental Impression Materials. Int J Prosthodont. 2016 Jan-Feb;29(1):63-7. doi: 10.11607/ijp.4358.

- Al Qahtani MA, Alrefaie M, Altamimi A, Aljowyed I, Al Qahtani MA, AlQahtani A, Habib SR. Evaluation of pre-alginate impression preparation methods in the surface accuracy of dental cast. Saudi Dent J. 2019 Oct;31(4):451-456. doi: 10.1016/j.sdentj.2019.04.005. Epub 2019 Apr 11.

2. TOMA DEL ARCO FACIAL. MONTAJE DEL MODELO SUPERIOR EN EL ARTICULADOR.

- Manual práctico de Oclusión Dentaria Manns A, Biotti JL. Editorial Amolca 2006

- Raquel Castillo de Oyagüe, Jaime del Río Highsmith, A. Sánchez Turón, Benjamín Serrano Madrigal. El articulador semiajustable. Gaceta dental: Industria y profesiones, ISSN 1135-2949, Nº. 135 (FEB), 2003, págs. 46-66

- Okeson, Jeffrey P. Tratamiento de oclusión y afecciones temporomandibulares. Harcourt Brace, Mosby. 2019

- Ercoli C, Graser GN, Tallents RH, Galindo D. Face-bow record without a third point of reference: theoretical considerations and alternative technique. J Prosthet Dent 1999; 82 (2): 237-41.

- Suárez García MJ, Serrano Madrigal B, Pradíes Ramiro G, López Lozano JF. Articuladores y sus indicaciones en la clínica protésica. Gaceta Dental 1999; junio 99: 34-42.

- Edoardo Pessina, Alessandro M. Vinci, Mario Bosco. Articuladores y arcos faciales en Prótesis Odontológica y Gnatológica. Editorial Masson. 1994

3. JIG DE LUCIA. TOMA DE REISTROS EN RELACIÓN CÉNTRICA (RC).

- E. Mallat Callis. Confección de un jig de Lucia. http://prosthodonticsmcm.com/

- Bruno Marcelo Flores Galetovic, Hugo Eduardo Pacheco Chávez. Estandarización del Jig de Lucía Bioactivity In Restorative Dentistry. UNCuyo. 2016. Volumen 10. N° 2.

- Nassar MS, Palinkas M, Regalo SC, Sousa LG, Siéssere S, Semprini M, Bataglion C, Bataglion C. The effect of a Lucia jig for 30 minutes on neuromuscular re-programming, in normal subjects. Braz Oral Res. 2012 Nov-Dec;26(6):530-5. doi: 10.1590/s1806-83242012005000026. Epub 2012 Sep 27.

- Dupas PH, Picart B, Lefevre C, Graux F. Centric relation and programming semiadjustable articulators with the universal jig. Part II: Experiments. J Prosthet Dent. 1991 Jan;65(1):86-9. doi: 10.1016/0022-3913(91)90055-2.

4. MONTAJE DEL MODELO INFERIOR EN EL ARTICULADOR. VERIFICACIÓN DE LA RELACIÓN CÉNTRICA. REGISTROS DE LATERALIDAD. PROGRAMACIÓN DEL ARTICULADOR.

- Mendoza de Elías, Roberto. Manual de manejo del articulador Whip Mix. Ciudad Juárez, Chih: Universidad Autónoma de Ciudad Juárez. Departamento de Estomatología, 2004.

- Iriarte, R; Saavedra R; Guía de procedimientos clínicos – Montaje en articulador semiajustable. Área Rehabilitación Oral, Facultad de Odontología, Universidad de los Andes. 2014

5. ANÁLISIS FUNCIONAL DE LA OCLUSIÓN. TALLADO SELECTIVO.

- Solow RA. Clinical protocol for occlusal adjustment: Rationale and application. Cranio. 2018 May;36(3):195-206. doi: 10.1080/08869634.2017.1312199. Epub 2017 Apr 11.

- Manfredini D. Occlusal Equilibration for the Management of Temporomandibular Disorders. Oral Maxillofac Surg Clin North Am. 2018 Aug;30(3):257-264. doi: 10.1016/j.coms.2018.04.002. Epub 2018 May 30.

- Kerstein RB, Chapman R, Klein M. A comparison of ICAGD (immediate complete anterior guidance development) to mock ICAGD for symptom reductions in chronic myofascial pain dysfunction patients. Cranio. 1997 Jan;15(1):21-37. doi: 10.1080/08869634.1997.11745990.

- Charles Mcneil. Fundamentos científicos y aplicaciones prácticas de la Oclusión. Quintessence Pub Co, 2005. ISBN 10: 8489873208 ISBN 13: 9788489873209

-PRÓTESIS TOTAL REMOVIBLE

1. IMPRESIONES. VACIADO Y ZOCALADO DE LOS MODELOS DE ESTUDIO.

- Devlin H, Cash AJ. Mechanical behaviour and structure of light-cured special tray materials. J Dent, 1995; 23(Issue 4): 255-259.

- Biotti Picand J, García Nieto JP. Técnica simplificada en la rehabilitación del desdentado. Rev. Clin. Periodoncia Implantol. Rehabil. Oral vol.7 no.1 Santiago abr. 2014. http://dx.doi.org/10.4067/S0719-01072014000100004

- O. López. Revista de la Facultad de Odontología. U. Córdoba. Impresiones en el desdentado total. Vol. 6. N°3-4. Julio - Diciembre (1971)

- Ignacio Maria Balerdi Arruebarrena, Begoña Ajuria Aguirregabiria, J.M. Zamacona Gros, E. Zubiría Ibarzábal, S. Pardo Mindan. Quintessence: Publicación internacional de odontología, ISSN 0214-0985, Vol. 13, N°. 6 (JUN-JUL), 2000, págs. 375-378

2. DISEÑO PERIFERIA. CONFECCIÓN DE PLANCHAS BASE.

- Alexandra Cecilia Caballero Vega, Camila Andrea González Fuenzalida. Revisión bibliográfica: Impresiones para prótesis parciales y totales removibles. Repositorio. Santiago, Chile 2014

- Atwood D.A. Reduction of residual ridges: A major oral disease entity. J Prosthet Dent 1971; 26: 266-279.

- Salvador Gallardo Colchero. Decálogo del proceso de confección de la prótesis completa mucosoportada. http://prosthodonticsmcm.com.

3. CONFECCIÓN RODETE SUPERIOR. TOMA DEL ARCO FACIAL. MONTAJE DEL MODELO SUPERIOR EN EL ARTICULADOR.

- Michael Kampricha, Jennifer Caspersa. Confección de una prótesis superior e inferior completa con dientes protésicos y elemento auxiliar de montaje integrado. Quintessence Técnica. Vol. 23. Núm. 3, 181-189. 2012

- Guía para prótesis completa. VITA Zahnfabrik H. Rauter GmbH & Co.KG (Alemania),

- Lídice Marianela Hernández Palma. Consideraciones clínicas en impresiones iniciales, cubetas individuales, sellado periférico e impresiones finales, en la elaboración de prótesis totales. Universidad de San Carlos de Guatemala. 2012

4. CONFECCIÓN RODETES ARTICULARES. REGISTROS INTERMAXILARES. MONTAJE DEL MODELO INFERIOR EN EL ARTICULADOR.

- Carolina Bermúdez Mesa, Isabel Cristina Florez Valdés, Luisa Fernanda Cardona Mahecha. Manual de Procedimientos para el montaje y análisis de modelos articulados. Universidad CES Facultad de odontología. Medellín, 2009

5. MONTAJE DE DIENTES SUPERIORES ANTERIORES.

- Bortolotti L. Prótesis Removibles. Clásica e innovaciones. Editorial Amolca. 2006

- Laura-Cahuana J, Huertas Mogollón G, Rodríguez-Cárdenas Y. Métodos para determinación del plano oclusal. Una revisión de la literatura. Rev Cient Odontol (Lima). 2020; 8 (2): e026. DOI: 10.21142/2523-2754-0802-2020-026

- Valentina Martínez-Arriagada, Rolando Schulz-Rosales, Bárbara Cerda-Peralta, Macarena Rivera-Rothgaenger, Jimena López-Garrido, Natalia Mora-Figueroa, Fernando Romo-Ormazábal. Paralelismo entre plano oclusal y 3 planos cefalométricos. Parallelism between the occlusal plane and 3 cephalometric planes. Revista Clínica de Periodoncia, Implantología y Rehabilitación Oral. Volume 8, Issue 3, December 2015, Pages 234-238

- García Micheelsen, José Luís. Enfilado dentario, bases para la estética y la estática en prótesis totales. Editorial Amolca, 2006

- Fonollosa JM. Prótesis Completas. Sobredentaduras y prótesis híbridas. Ediciones Especializadas Europeas. 2014. ISBN 10: 9806574559ISBN 13: 9789806574557

1. Alessandro Gamero. Montaje de dientes para una prótesis total doble. Kulzer. Octubre 29, 2021

6. SELLADO PERIFÉRICO E IMPRESIÓN DEFINITIVA.

- Adriana Cláudia Lapria Faria, Renata Cristina Silveira Rodrigues, Ana Paula Macedo, Maria da Gloria Chiarello de Mattos, Ricardo Faria Ribeiro. Accuracy of stone casts obtained by different impression materials. Braz Oral Res. 2008 Oct-Dec;22(4):293-8. doi: 10.1590/s1806-83242008000400002.

- Basker RM, Davenport, Thomason JM. Tratamiento Protésico en Pacientes Edéntulos. Editorial Amolca. 2012

- Drücke W. Klemt B. Bases de la prótesis dental total. Ed. Doyma. Barcelona (España). 1991

PRÓTESIS PARCIAL REMOVIBLE

1. IMPRESIONES DE MODELOS PARCIALMENTE DESDENTADOS. VACIADO Y ZOCALADO.

- Márquez J, Laca M, Contreras C, Vieira J. Manejo de impresiones en prótesis parciales removibles en la práctica odontológica en tres laboratorios dentales. Acta Odontológica Venezolana. Volumen 52, No. 3, 2014

- Jorge Vieira N. Análisis de las técnicas de impresión en prótesis parcial removible a extensión distal. Acta Odontológica Venezolana. Volumen 45, No. 2, 2007

- E. Mallat Callis. Cómo realizar correctamente los rebasados en PPR a extremo libre. http://prosthodonticsmcm.com/

2. DISEÑO Y PREPARACIÓN DENTAL DE LOS CASOS.

- Mallat E, Keogh T. Prótesis Parcial Removible. Editorial Harcourt. 1998

- García JL, Olavarría LE. Diseño de Prótesis Parcial Removible. Editorial Amolca. 2005

- Loza Fernández D, Valverde Montalva HR. Diseño de Prótesis Parcial Removible. Editorial Ripano. 2006

3. CUBETA INDIVIDUAL E IMPRESIÓN DEFINITIVA. VACIADO Y ZOCALADO.

- Alexandra Cecilia Caballero Vega, Camila Andrea González Fuenzalida. Revisión Bibliográfica: Impresiones para prótesis Parciales y Totales Removibles. Universidad Finis Terrae. Santiago, Chile, 2014

DIGITAL Y PRÓTESIS SOBRE IMPLANTES

1. ESCANEADO INTRAORAL. PLANIFICACIÓN DIGITAL DE LA SONRISA.

- Gómez-Polo, M., Álvarez, F., Ortega, R., Gómez-Polo, C., Barmak, A. B., Kois, J. C., & Revilla-León, M. (2022). Influence of the implant scan body bevel location, implant angulation and position on intraoral scanning accuracy: An in vitro study. *Journal of Dentistry*, *121*, 104122.

- Revilla-León, M., Gómez-Polo, M., Drone, M., Barmak, A. B., Att, W., Kois, J. C., & Pérez-Barquero, J. A. (2024). Influence of implant reference on the scanning accuracy of complete arch implant scans captured by using a photogrammetry system. *The Journal of Prosthetic Dentistry.*

- Revilla-León, M., Gómez-Polo, M., Drone, M., Barmak, A. B., Guinot-Barona, C., Att, W., ... & Pérez-Barquero, J. A. (2024). Impact of scanning distance on the accuracy of a photogrammetry system. *Journal of Dentistry*, *142*, 104854.

2. PRÓTESIS SOBRE IMPLANTES. RECONOCIMIENTO DE ADITAMENTOS.

- Sanfilippo F, Bianchi AE. Sobredentaduras Implantosoportadas. Editorial Amolca. 2007

- E. Mallat Callís. Sobredentaduras sobre Implantes. Editorial Lisermed. 2020

- E. Mallat Callís. Decálogo del tratamiento con sobredentaduras sobre implantes. http://prosthodonticsmcm.com/